U0280080

戏剧疗法

[英] 多洛丝·兰格利 著

游振声 译

重庆大学出版社

致　谢

　　我想在此感谢很多人，感谢他们在本书创作过程中提供的帮助：

　　——感谢本系列丛书的编辑保罗·威尔金斯（Paul Wilkins），他在心理治疗领域知识面很广，为本书的创作提供了珍贵的建议。

　　——感谢利昂·温斯顿（Leon Winston），对本书稿做了多次的审阅。

　　——感谢乔吉特·扎奇（Georgette Zackey）一直敦促我完成本书。

　　——感谢安妮·班尼斯特（Anne Bannister），戴·甘米奇（Di Gammage），阿莉达（Alida Gersie），威廉杰西卡·桑德斯（Jessica Williams Saunders）和撒拉·斯科博

（Sarah Scoble）对本书提出了中肯的建议。

——感谢西南创意联结团队与我们分享他们的创作经历，该团队成员包括保罗·贝特森（Paul Bateson），玛丽·布克尔（Mary Booker），林恩·库克（Lynne Cook），伊恩·海金沃斯（Ian Hegginworth），克里斯·希尔（Chris Hill），莎拉·贾曼（Sara Jarman），麦克马汉（Hazel McMahan）和尼克·皮彻（Nick Picher）。

——感谢在我的职业生涯中一直支持我的患者、学生和同事，通过他们我获得了大量有关戏剧疗法的资料，比如关及戏剧疗法的动力及如何开展戏剧疗法方面的资料。

最后，我要特别感谢我的丈夫戈登（Gordon），感谢他不厌其烦地读本书草稿，感谢他帮助我克服技术上的难题，感谢他在本书的创作全程中给予我的关爱与支持。

前　言

本书主要讲 5 个我经常被问到的问题：

1. 什么是戏剧疗法？

2. 戏剧疗法治疗师都做些什么？

3. 谁能从戏剧疗法中受益？

4. 戏剧疗法治疗师都在哪里工作？

5. 如何成为一名戏剧疗法治疗师？

书中描绘了戏剧疗法治疗师和来访者的实践及戏剧疗法过程。

在英国，戏剧疗法治疗师都是在戏剧和治疗领域接受过培训的专业人士。作为艺术治疗师，他们和音乐、艺术、舞动治疗师一样，受卫生健康专业委员会（HPC）管理。从 2003 年 4 月开始，"戏剧疗法治疗师"成为一个受法律保护的头衔，除非已通过 HPC 认证注册，否则自称"戏剧疗法治疗师"是不合法的。

和其他专业机构一样，英国戏剧疗法治疗师协会对戏剧疗法从业者有一些期待与要求，具体如下：

1. 他们的训练已通过卫生行业专业人员委员会批准并接受其检查。

2. 经过培训的戏剧疗法治疗师及正接受培训的学生，要定期参加督导会与专业人士探讨。

3. 戏剧疗法治疗师在培训后要一直坚持提高自身专业技能，以确保自身能持续符合该职业的要求。

4. 必要时戏剧疗法治疗师自身须接受治疗，以免将自己的问题与患者的问题相混淆。

5. 治疗师须遵循协会制定的行为准则。

在培训过程中，治疗师可能会受自身问题的影响，从而干扰自己的判断，治疗师自身的治疗体验对解决这一问题很重要，而且有助于治疗师从"内在自我"学习戏剧疗法。培训后的专业技能发展使治疗师得以继续进行非正式的学习，行为准则的制订保证了治疗师的职业道德。

本书中给出的一些描述治疗情形的小故事，除几个同事提供的素材外，大部分都来自我本人的经历。为了保护隐私，案例中均使用化名，情形也经过了重组、虚构处理，但它们依然是很典型的治疗案例。

CONTENTS

目 录

1. 什么是戏剧疗法

　　戏剧疗法,即使用戏剧表演开展治疗的方法,可以帮助人们缓解压力,调节情绪,改善身心残障状况。本书第 2 章将会对戏剧疗法的技巧进行详细说明,不过一般来说,就是根据适用性我们细分了戏剧及表演的各种不同方式,包括角色扮演、情景演出(使用剧本表演或即兴表演皆可)、恰当地运用木偶和面具、讲故事、利用仪式及游戏等。

　　在人们遭受疾病、危机折磨,对未来感到迷茫或希望促进个人成长时,就可利用戏剧及表演的方式进行针对性治疗,以改善他们的身心状况。这种针对性是戏剧疗法的精髓所在,也将其与其他戏剧活动区分开来。它的治疗效果体现在实施的过程中,而非最终的演出成果,所以戏剧疗法的重点是治疗的过程,而不是表演的水平(Langley and Langley,1983:14)。

　　戏剧疗法的"意图"很重要,改变并不是偶然发生的。由于戏剧表演具有自我意识唤醒功能,因此具有一定的治疗性但这种治疗的效果是随机的。这也可以被应用到其他领域，比如教育和社会学习，但戏剧疗法是一种目的性的应用，可以帮助人们实现态度和行为的转变，直面并解决精神紊乱，启迪人们的情感和行为。它可以被用来帮助人们正确看待永久性残障，也可用于缓和短期疾病和危机问题带来的困扰。在思考谁会从戏剧疗法中受益前，我们有必要先明确它的目的。严格说来，戏剧疗法的治疗期望就是达到治愈或安抚的目的。从现实方面更广泛地讲，戏剧疗法即实现改变，可以是完全治愈，也可以是某一观点或行为的改变；可以是对残障情况的适应，对现实的正确认识，也可以仅仅是实现个人成长。如果加以合理应用和引导，戏剧疗法可以改变多种情形和问题。其对象可以是个人，也可以是群体，而且通常是针对某一特定的问题。为了达到这一目的，戏剧疗法治疗师和其治疗对象需在相互信任的基础上形成一种特殊的关系，这就使戏剧疗法有别于普通的戏剧表演。

所以对戏剧疗法来说重要的是对戏剧进行有目的的运用。这个目的很明确，就是改善患者的身心状况。戏剧疗法的优势之一就是它的治疗方法无关对错，当然心理治疗师需要具备最基本的职业操守，不能越界泄露患者的隐私。一般说来，只要治疗不是针对社交技能类的特殊学习，来访者即使没有正确理解治疗指令或所用媒介的预期目的，也没关系。对患者来说，他们自己的理解可能比治疗师真正的意图更重要，因为那些困扰他们的问题，迟早都会云开雾散，进而得到解决，不管是对接受治疗的个人还是团体都是如此。因此，和其他心理治疗一样，只有在治疗师与患者个人或团体之间建立起一种互信关系时，戏剧疗法才有效。

并不是所有的患者都存在心理混乱和忧虑问题，如今，许多人只是想更清晰地认识、剖析自己和自身存在的问题。有时我们需要对各种情况和情感进行反思，而戏剧就是一种很好的反思方式，因为它具有隐喻基础。患者可以为他们的生活、人际关系和周围的事情找一个喻体加以思考，然后探索其与现实的联系。这种方法虽然严格意义上不一定会达到治愈的效果，但它会激励患者形成一种个人意识来达到心灵的宁静或感官功能的改善。为了能处理好自身的问题并理解戏剧疗法的过程，所有在英国接受培训的戏剧疗法治疗师都必须亲自接受治疗，并且小组治疗和个人治疗都是必修课。

尽管戏剧和戏剧疗法是两回事，但是我们也有必要先了解戏剧和剧场演出的起源和发展，只有这样才能对戏剧疗法本身有一个正确的概念。

戏剧的起源

戏剧疗法的发展与戏剧本身的演变息息相关，只有在理解戏剧本身的前提之下才能真正认识戏剧疗法。与戏剧相关的是剧场演出，这两个术语在本书中都会被提及。为了使读者在阅读时有个清晰的概念，我们在此对这两个术语加以区分："戏剧"就是一般意义上的肢体表达和扮演；"剧场表演"则意味着表演者与观众是明确分开的，表演者通常会有特定的表演区域或者舞台。

尽管戏剧的起源鲜为人知，但亨宁格（Hunningher）（1955）在《剧场表演的起源》中花了大量笔墨阐释这个话题，他坚持认为戏剧起初是一种群体游戏，同时也是一种成人游戏形式，后来发展成仪式性的舞蹈（Hunningher，1955：15）。哈里森（Harrison）以前曾断言这些舞蹈在一定时间以后发展成了戏剧或艺术的表现形式（Harrison，1913：28）。在狩猎和战争期间，这种舞蹈就是部落活动的再现。亨宁格（1955：18）认为在语言发展成形之前，这些仪式起着传达信息的作用。随着信息交流的发展，本来自发性的舞蹈变成了排演，人们不再相信跳舞可以实现曾向神灵许下的美好愿望，随后宗教和巫术应运而生（Harrison，1913：44）。这些舞蹈本质上就是群体活动。集体力量对部落的生存和福祉至关重要，它为人们解决问题和回应祷告提供了一种途径。情感的表达和紧张情绪的舒缓是组成仪式和艺术的基本因素，二者均来源于人们想通过隐喻方式表达情感的愿望（Harrison，1913：26）。从多方面看，正是这种借隐喻表达情感问题的方式为戏剧疗法打下了基础，也保证了在治疗过程中可以为患者留下一定的私人空间。

"戏剧"一词由希腊人创造，用他们的话来说就是"行为"或"一种人为设定的活动"，戏剧由此演化而来。人们普遍认为剧场表演是由古时年末的仪式发展而来。这种仪式在冬末春初时举行，称为"年舞"，后来又演化成为叙述狩猎和战争英雄事迹的故事性舞蹈。表演者不再以自己的身份舞蹈，而是饰演另一个人、动物或神灵等角色。随后出现了关于这些英雄人物的神话故事，仪式和剧场表演这两种形式也渐渐分离开来（Hunningher，1955：28）。当参与者变得更加精明老成以后，他们不再相信仪式的力量，有些人就退出表演转变成观众。他们不再热衷于舞蹈表演，并与之保持着距离，但还是会给予认知和情感上的支持。这时，一个专属于他们的空间——"剧院"随之产生了（Hunningher，1955：43）。从这点来说，这种舞蹈形式就不再是仪式，而成了艺术——戏剧表演的艺术（Hunningher，1913：126/7）。然而，进剧院看剧在今天也保留着仪式性的因素，观众的参与仍起着至关重要的作用。

由仪式性的舞蹈发展成剧场表演的过程很缓慢，其中希腊剧场表演的形成过程尤为典型。人们对酒神狄俄尼索斯的崇拜、赞美以及在他祭坛周围进行演唱圣歌的行为最终发展为希腊的剧场表演。这是一个集体活动，由 50 人组成合唱团，讲述或表演酒神的故事（Hartnoll，1985：8）。据说，合唱团的人数一直在变化，直到一个叫狄斯比斯[1]的演员站出来进行了一次个人表演，合唱团的传统形式才宣告结束，个人表演登上了历史舞台。这一次尝试具有深远的历史意义，自此个人表演取代了集体活动，古希腊悲剧随之而生。有人把这种转变描述成"向着剧场表演方式前进了一大步"；之所以没有把它看成一种渐变形式，是因为这个转变过程本身就很具有戏剧性（Else，1965：3）。从合唱团的故事讲述到剧目表演形式的转变使得人们开始进行自我认知，因为通过舞台上的表演，人们慢慢认识到了自身的感情及问题。而观众的观剧过程，就是一种与剧中假想人物同呼吸、共命运的过程，就好像剧中角色是真实的存在一样，这就使得观众有机会从一定距离外审视自己身上的问题，从而促进了戏剧疗法功能的发展。

1　西方传统戏剧源于公元前 6 世纪的希腊。悲剧作家狄斯比斯（Thespis）被认为是戏剧中首创演员角色的先驱。

一般认为古希腊剧场表演的演化阶段是戏剧发展的主要时期，也是在此期间，戏剧的治疗价值初次得到认可。随着每年春天节日活动的举办，古希腊剧场表演慢慢成形。人们都想成为喜剧或悲剧方面的专家，开始争夺最伟大诗人／剧作家的头衔。各行各业的人都参与其中，这个活动随后成为哲学家和政治家表演的舞台。亚里士多德在喜剧和悲剧两方面都有所建树，但让他驰名戏剧界的是他在专著《诗学》中对悲剧的定义。在书中他强调了一种极端的情感表达方式，他称之为"情感宣泄"。这是一个医疗术语，意思是去除身体不必要的因素——极端情感，这样就把医学的艺术与剧场表演的艺术联系到了一起。要达到这个效果，他认为前提是舞台上塑造的人物要使观众在观赏之后，能抒发出内心被压抑的快乐、悲伤、愤怒或恐惧等情感，从而达到情感的"净化"（Buckley, 1992：11）。关于戏剧模仿生活，亚里士多德写到一些人将自己的作品称为戏剧，因为它们是对现实生活的模仿（Buckley, 1992：5）。亚里士多德坚持认为悲剧应该使观众在同情剧中人物悲惨境遇的同时，也担心同样的事会发生在自己的生活中（Butcher, 1923：302）。

情感宣泄这一舒缓情感的概念在戏剧的治疗性用途中起着至关重要的作用。同等重要的还有在戏剧中获得的间接参与和身份认同感，而且明明知道舞台上的表演都是假的，但还是会临时性地相信它是真的。观众和演员都希望达到这种效果来共同创造出效果良好的剧场表演。假设性是戏剧疗法的中心，可以让治疗者在知晓虚拟语境的前提下投入剧情表演。

从戏剧演变到戏剧疗法的关联性

戏剧疗法的原理，包括游戏、身体活动、仪式、表演、隐喻、距离保持、情感宣泄、小组参与、演员及观众和自我探索。随着戏剧的不断发展，上述内容都包含在戏剧的基本框架中。下面所描述的就是它们演变的大致轮廓。

- 游戏——戏剧疗法的基本要素。斯雷德（Slade）认为游戏是"人类表达天性的方式"（1995：15）。一般认为玩游戏对孩子来说是他们成长过程的一部分，但对成年人则不然。成年人一般都不会单纯地为了游戏而游戏，即使玩游戏也会有组织、有计划，通常是有规则的竞争性游戏或运动。自发性玩的游戏都是些角色扮演类的：一个人模仿另一个人，或轻松随意地扮演某个角色。布拉特纳（Blatner）（1988a：33）强调：不管是在成年阶段还是儿童时期，游戏都是一种学习的媒介，通过游戏可以提高人们的创新能力。它为自我表达营造了一种环境，在正常情况下，一些无法令人接受的行为可以在游戏中表现出来。孩子们把玩具当成了有生命的东西来玩，洋娃娃和泰迪熊被赋予了人性，小汽车好像真的可以"开动"，用想象的杯子假装"喝"水。再长大一点，孩子们就会扮演成其他人物角色，比如他们会"变成"需要上班的爸爸，或者是给别人打针的护士。这种行为被称作"模仿类游戏"，孩子在其中可以对角色进行探索，向其他人学习，逐渐接受一些不太愉快的情境，比如打针，还可以重现像野餐这种愉悦的经历。想象力是戏剧的基础，对创造性、自我意识、问题解决和理解他人都至关重要。玩游戏使戏剧疗法过程更有趣，并使治疗与现实区分开来。这里或许应该指出来的是：至少从某些方面来说，游戏疗法本质上与戏剧疗法至少在某些形式方面有很强的关联性。

- 身体活动——早期的仪式是一种以身体运动、舞蹈和声音为主导的交流方式。对那些无法说话或语言表达有障碍的人来说，戏剧疗法的观照和治疗价值是无法估计的。通过运动和舞蹈进行个人表达可以达到舒缓压力的目的，也可以帮助他们进行自我倾诉，促进情感交流。从这方面来说，戏剧疗法和舞动疗法存在相通的地方（详见 Meekums，2002）。
- 仪式——有理论认为：早期的仪式是从大人的游戏发展

而来，这是可信的，因为游戏是戏剧不可缺少的因素，仪式又是戏剧疗法的一个重要因素。重复的声音、运动和言语有助于界定活动范围，同时可为其提供一个安全的工作环境。一些过渡性的仪式（即标志人生转折的重大事件），像出生、结婚和悼念，都是日常生活不可缺少的部分，可以帮助人们表达和控制情绪。在治疗时，他们同样可以在个人和群体相遇、分离和改变的过程中给予帮助。

- 表演——戏剧就是表演，就是"一种人为设定的活动"。和"谈话疗法"不同，戏剧疗法可以借助隐喻表达方式逐步接近矛盾和问题。在演绎陌生角色时我们可以体验一种新的存在方式，而探索熟悉的角色可以促进我们发现生活新的一面。在这里（或其他地方），戏剧疗法和以表演为中心的心理剧之间的关系就显而易见了（Wilkins, 1999）。

- 隐喻——戏剧就是一种可以通过隐喻方式表达强烈情感的艺术形式。尽管它的治疗价值体现在戏剧表演的过程中，但对戏剧的内在艺术要素有一定的了解还是很重要的。自发性和创造性是戏剧的基本要素，如果患者得知该作品受到重视，也会产生有助于治疗的满足感。

- 保持距离——在剧院，观众可以和表演者保持一定的距离。他们清楚舞台上发生的活动是对现实的模仿，但会在意识和情感上参与其中，就当是真实事件一样。对于其中一个与自己感情、性格和所处的情境很相似的角色，观众会产生一种身份认同感，但又不会深陷其中，在现实中就无法做到这样。比较保险和可行的是让观众在意识到角色与自我的相似之处前，先对角色进行评价。"保持安全的距离"是戏剧疗法的基本要素。

- 情感宣泄——情感宣泄也是一个医学术语，人们通常把它和精神净化联系在一起。在神话传说中，有人还认为它能起到再生和蜕变的作用（Nichols and Zax，1977：2）。所以它和心理学上的情感世界及转变的观念有一定渊源。在心理分析发展早期，布鲁尔和弗洛伊德就把"情感宣泄"这个词中"感情释放"的那层意思运用到心理分析中。尽管它有很多层意思，其他心理治疗师还是把它作为描述心理治疗过程的普遍特点接受了（Nichols and Zax，1977：1）。其实戏剧疗法和剧场表演的作用一样，都可以让情感得到表达和释放。

- 小组参与——戏剧本来就是集体生活重要的一部分，同样，戏剧疗法在本质上也是一种集体活动。小组成员在共同活动中互相合作，互相支持。小组治疗的活动内容都是在创意体验的框架内进行的。这些内容包括：体验与不同个体间的交流；自我表露，然后小组给予支持性反馈；通过分享经历增加互信；获得同龄人的接受和支持；在安全环境下进行"冒险"。

- 演员和观众——剧场表演在泰斯庇斯[1]离开合唱团之前一直是团体表演形式，所以，戏剧疗法不仅是小组治疗，也在发展过程中加入了个体基础上的治疗，治疗师在表演过程中担任的是观众或见证人的角色。戏剧疗法包括戏剧的所有因素，不过"群体"局限在患者和治疗师范围内。在整个治疗体系中，群体治疗和个人治疗都占有一席之地。

- 自我探索——亚里士多德在哲学和政治学方面都写过很有影响的论文。他的文章是从大局出发讨论社会问题，而戏剧疗法是从个人层面出发解决这些问题。在个人生活理念形成、探索以及个人权力的斗争中，患者可以获得相应的支持。而在投入戏剧表演的过程时，就会进一步加强自我身份认同和成就感。患者也可以提出质询并形成自己的观点，但他们并不会受到治疗师的影响。任何企图影响别人观点的戏剧都属于商业戏剧范畴，而戏剧疗法不在此范畴之内。

1　西方传统戏剧源于公元前6世纪的希腊；悲剧作家泰斯庇斯（Thespis）被认为是在戏剧中首创演员角色的先驱。

戏剧作为治疗方法的发展历程

　　早期在宗教仪式中使用的歌曲韵律和舞蹈能够让人进入一种催眠状态，当时的观点是进入这种状态就可以与诸神交流了（Sargant，1957：88）。此时一种叫作萨满的宗教巫师职业应运而生，成为人们与诸神交流的媒介，被唤起的催眠状态就是交流的方式。随后他们开始宣扬巫术，成为人们身体、思想和精神上的治疗者。仪式开始通过催眠重置起到治疗和改变意识形态的作用。直到今天，萨满教在很多文化中依然存在，包括在北美和澳大利亚的文化中（Drury，1989：11-12）。在斯里兰卡，萨满治疗集会是一种公众仪式，和有观众观看的剧场表演一样，该集会就是将催眠状态下的社会群体作为观众进行的戏剧（Casson，1984：18）。

　　尽管人们普遍认为萨满是从古代仪式性的活动发展而来（Drury，1989：2），但直到 18 世纪，戏剧才开始对精神性疾病的治疗产生影响。随后剧场表演作为精神紊乱者的消遣活动而被接受，人们认为参与戏剧表演可以起到治疗的作用，舞台随之被推广到精神病医院（Jones，1996：47）。为精神患者所写的剧本纷纷问世，有的剧本作者就是患者本人，其中最著名的可能就是萨德侯爵所写的剧本了，他自己就是巴黎一所精神病院的患者。有些向大众推出剧本的方式在今天看来是不合适的，因为当时的人们把推广剧本看作嘲弄精神病患者的机会。尽管如此，戏剧疗法发展的种子已经播下了。

剧场表演和治疗的关系

在 20 世纪早期，有三个人为促进剧场表演作为治疗方法的发展作出了很大贡献，因而也影响了戏剧疗法的发展（Jones，1996：54）。

- 尼科拉·叶夫列伊诺夫（Nikolai Evreinov）是一位俄国戏剧导演，他在其 1927 年所写的"剧场治疗"一文中对剧场表演和治疗的关系进行了阐释。他强调的是演员在表演过程中的体验，而不是他们的表演水平，这一观点为今天的戏剧疗法打下了基础。叶夫列伊诺夫把剧场表演看作对演员的治疗方法，也是一种对生活的"舞台管理"。他还认为剧场表演和游戏对智力的发展也很重要（Jones，1996：55）。

- 弗拉基米尔·利金（Vladimir Iljne）也是一位俄国人。在 20 世纪 20 年代，他由于政治原因被迫离开了国家，定居巴黎。在一次去匈牙利的途中，他偶遇费伦茨[1]在用角色表演进行心理分析。这启发了利金，他开始与团

1　费伦茨（Sandor Erenczi，1873—1933），匈牙利医生和精神分析学家。弗洛伊德精神分析理论的忠实追随者、信奉者和捍卫者。生于匈牙利米什科尔茨。

体或个人合作，用戏剧游戏和即兴表演发展"剧场治疗"
（Jones，1996：58）。

- 莫雷诺（Jacob Levi Moreno）[1] 出生在罗马尼亚，不过
  在他小的时候父母就搬到了奥地利。于是，他在维也纳
  学习医学和哲学，并在那儿当医生。莫雷诺对剧场表
  演很感兴趣，但对当时的表演方式不满意（Hare and
  Hare，1996：58）。他自己创造了一种"自发性剧场表演"，
  均以真实故事为基础，而非虚构。在发现这种方法给演
  员带来的改变后，他进一步将剧场表演和治疗相结合。
  1927 年莫雷诺搬到了美国，在那里他继续发展被他称
  作"心理剧"的治疗方法，该方法同样以他所发明的一
  种剧场表演结构为基础（Marineau，1989：93/4）。如
  果想进一步了解心理剧，可以去阅读威尔金斯（1999），
  本书的姊妹版。

治疗性剧场表演在 19 世纪末 20 世纪初时蓬勃发展，剧场
表演本身在那时也获得了根本性的发展。这一发展对戏剧疗法
的成长也很重要。其中极大地影响了戏剧疗法的导演和剧作家
如下：

- 康斯坦丁·斯坦尼斯拉夫斯基（Constantin Stanislavski）
  是一位戏剧导演，对当时戏剧的演变发展产生了深远影

1　莫雷诺，奥地利精神医师，莫雷诺对心理剧、团体心理治疗等专业发展贡献巨大，
1974 年去世，享年 85 岁。

响（Roose-Evans，1970：7）。他不喜欢传统的造星表演系统，于是自己建立了一整套的表演体系，并由布莱希特和博尔进一步发展完善，这三个人在后文会提到。在莫斯科艺术剧院，斯坦尼斯拉夫斯基创建了一种可在排演时采用的自发性表演或即兴表演方法，用来帮助演员在表演前做准备。他坚持认为表演不是一种外部强加的行为，不是装模作样，而是演员内心情感的表现，其中包含着精神方面的因素（Stanislavski，1987：49）。他设计技巧的目的是为了激发潜在的记忆，以促进舞台表演所需情感的产生。演员通过将真实情景与角色相联系，并在即兴表演中进行情感探索，可以再现真实的情感反应。大约就是在这个时候，莫雷诺开始运用相似的技巧探索真实生活情景，建立起他在即兴表演基础上的心理剧方法。

- 贝尔托特·布莱希特（Bertholt Brecht）在20世纪30年代介绍了他用在剧场表演中的"陌生化"方法，它的目的是不时提醒观众舞台上发生的一切都不是真实的，从而使人们关注实实在在的现实问题。他创作了很多情节虚构，带有强烈政治主题的剧本，比如《高加索灰阑记》《大胆妈妈和她的孩子们》《三分钱戏剧》等，目的是引导观众直面现实。这不仅是为了娱乐，也是为了激起人们的政治公平性意识。

- 安托南·阿尔托（Antonin Artaud）是 20 世纪 30 年代的一位法国导演。他希望观众能认识到舞台上表演的本质，将自己暴露在生活与内心的纠葛面前。他称这种理论为"残酷戏剧"（Braun，1982：182）。阿托尔认为剧场表演要让观众发现生活的不同方面（Artaud，1970：70），并希望表演能摆脱剧本和现实的局限，达到能与观众进行精神交流的境界——接近圣洁之境（Jones，1996：247）。

第二次世界大战后，起治疗作用的剧场表演继续发展，同样进一步影响了戏剧疗法。这一时期有如下两位重要人物：

- 耶日·格洛托夫斯基（Jerzy Grotowski）是 20 世纪 60 年代波兰的一位戏剧导演，志在抛掉戏剧的外在华丽。他把演员与观众的关系看作戏剧表演的重点所在，舞台的重要性只有在它协助这种关系展现的过程中才会显现。在格洛托夫斯基的作品中，舞台是多变的，演员有时候在舞台中间表演，有时会到观众中去，有时又会与观众拉开距离（Grotowski，1968：20）。在他看来，演员是表演的中心，肢体表演比剧本文字更能起到交流的作用。为了非言语表达的发展，他提倡将身体锻炼和仪式列为演员的培训内容。最终，格洛托夫斯基摒弃了传统的剧场表演，探索利用仪式和身体运动进行的表演，从而发展了他的"准戏剧"工作模式（Braun，1982：200）。

- 奥古斯都·波瓦（Augusto Boal）是 20 世纪 70 年代巴西的一位剧场导演，受当时政治压迫的影响，他通过戏剧形式参与革命运动。波瓦希望通过戏剧表演唤起人们对政治压迫的反抗意识和可能的革命意识。他通过阿利那剧场发展了政治性的"被压迫者剧场"表演，在这种戏剧表演中，要求观众对舞台上展现的权力事件发表评论，或进行干涉（Boal，1979：180）。

戏剧疗法的开端

彼得·斯雷德（Peter Slade）首次在英国使用戏剧疗法一词，这在他 20 世纪 30 年代写给英国医学协会的一篇论文中可以查到（Langley，1995/6）。"戏剧疗法"一词的出现使戏剧的治疗价值首次得到当代认可，它也是对斯雷德当时工作成果的记录。当斯雷德还是一位年轻演员时，他就对儿童游戏产生了兴趣，并且意识到戏剧源于游戏。随后他到艺术中心和教育机构中工作，和孩子们在一起。通过与一位荣格分析师——克雷默（Kraemer）博士合作，斯雷德进而在研究成人精神健康的过程中进一步发展了戏剧疗法，也就是在这一时期，他接受邀请去英国医学协会演讲，首次使用了戏剧疗法一词。然而，戏剧作为治疗方法已经沿用了几个世纪，所以斯雷德认为自己不是戏剧疗法一词的开创者，而是其中的一位发展人。不仅如此，他创造性的工作是治疗发展历程中的里程碑——他贡献了自己60多年的职业生涯来证明戏剧在治疗和成长过程中的重要性。其作品都收录在他的论文集中（彼得·斯雷德论文集），现收藏于曼彻斯特的约翰·瑞兰德大学。

虽然斯雷德是第一个使用"戏剧疗法"的人［根据琼斯（Jones）（1996：44）的记录，费洛斯海姆在1946年用到"戏剧疗法"一词，他是美国最早使用该词的人之一］，但戏剧形式早在古代就已投入治疗过程的应用中。然而，很多权威人士把戏剧在现代西方文化中用于治疗的历史追溯到19世纪的欧洲大陆（见英国戏剧疗法治疗师的网站——www.badth.org.uk）。在这一时期，文学作品开始探讨"情感宣泄"的功能，而法国和德国的精神病院则修建了该类剧院，专门用于治疗患者。随后，戏剧疗法在俄罗斯获得重大发展。利金发展了"治疗性剧场"，叶夫列伊诺夫进一步完善了对"剧场治疗"的定义，把它作为"一种探索表演过程中内心和精神历程的方法，而不是只重视表演"（来自"英国戏剧疗法治疗师协会"网站）。

戏剧疗法的任务

戏剧疗法的主要任务是：通过使用合适的戏剧帮助患者获得戏剧体验，并达到改善其身心状况的目的。为了达到这一目的，治疗师和患者之间必须形成一种能使他们共同向着这一目标前进的关系。戏剧疗法治疗师必须提供一个安全的空间，并选择合适的戏剧疗法结构和手段，最好是患者能参与选择，戏剧疗法治疗师在治疗的过程中起到的是支持和引导作用。由于治疗时难免会引起情感反应，治疗师还必须准备一些措施来控制治疗过程中激起的情感反应。

戏剧疗法方法利用了戏剧表演中所有潜在的治疗因素。最为人所知晓的可能就是情感宣泄，或者说是内心深处情感的表达，但那种使患者与个人问题保持距离的能力也很重要。患者会感觉眼前的情境是真实的，因为它正在发生；但也会有不真实的感觉，因为眼前的活动是以表演的方式展现出来的"虚构"。戏剧的创造性可以让患者更了解自我，因为那些没被意识到的情感、思想和事件会浮现，并通过隐喻的方式加以表达（Grainger，1995：12）。强化过的创造性能力也有助于问题的解决。

除了可以有效地帮助个人达到治疗性的改变外，戏剧也是引起社会意识和政治意识的强有力工具，但两种模式不应该混淆。从亚里士多德时期，经过中世纪的发展一直到现在，用剧场表演来强调权力和不公的问题已经延续了几个世纪。剧作家约翰·斯凯尔顿就因曾通过剧场表演以个人名义批评年轻的国王亨利八世而闻名。同时，道德剧的作者们尝试引起人们对教堂活动及教义的关注（Styan，1996：68-73）。再往近了说，像易卜生、布莱希特和贝克特这些剧作家们向人们展示了社会和政治问题（Hartnoll，1985：214，255，261）。在20世纪30年代，莫雷诺开创了"活报剧"的表演形式对时下话题进行探讨；同时开创了与传统社会题材戏剧不同的"社会剧"，鼓励观众承担起影响社会主旋律的责任。直至今天，社会剧仍是一种探究和处理社会问题的方法。再往近一点，奥古斯都·波瓦创造了一种让观众参与其中的戏剧方式。他称其为"被压迫者剧场"，意在提高人们的政治意识，推动社会变革（Boal，1994：26）。他让观众加入到表演中，邀请他们到舞台上扮演剧中角色，以不同的方式进行演绎，表达不同的观点。

戏剧疗法在英国的发展

在剧场表演蓬勃发展的时期，戏剧疗法也在不断进步（见上文）。那一时期，当时的思想、目标和技术使戏剧成为大众的焦点。20世纪中期，教育学家们开始认识到戏剧本身的价值，而不仅仅是一种学习莎士比亚的方式。例如，多洛丝·希斯考特把戏剧创造性地应用到弱势人群身上，维拉尼卡·谢伯恩用表演活动来治疗身体和精神上有缺陷的孩子。在从事剧场和戏剧表演的人员中,很多人都开始朝着个人成长和治疗的方向发展。其中主要的创新者有:

- 彼得·斯雷德,演员,20 世纪 30 年代在艺术中心工作。他发现当演员用即兴表演和戏剧练习形式进行彩排时,不仅表现得更好,信心也随之大增。斯雷德为在艺术中心上课的孩子们开设了戏剧课程,孩子们行为表现的提升,让他意识到戏剧具有带来改变的潜在力量。随着声望的上升,他同时转向教育和治疗行业发展,曾一度和一位荣格精神治疗医师一起工作(Langley, 1995/6)。他在 1954 年出版的《儿童戏剧》一书是他所有工作和理论的总结,后来成为戏剧教师的必读书籍。

- (玛丽安)比利·林德科维斯特(Billy Lindkvist)是 20 世纪 60 年代伦敦宗教戏剧协会的一员。她做过一个梦,梦中她在一家医院里,她在病人旁边与病人一起表演。后来在这个梦境的启发下,她和一群演员,包括专业演员和业余演员,开始拜访各大医院,为病人们表演即兴戏剧,并鼓励病人们参与到他们的表演中。她们这个团体名叫 KATS,并且组织了一系列名为 SESAME 的短期培训课程(Jones, 1996:87)。比利·林德科维斯特使用了一种建立在动作和戏剧上的表演方法,后来经过珍妮·皮尔森(Jenny Pearson)(1996)的详细阐释,被称作"芝麻方法",即 SEASAME。

- 苏·珍妮丝（Sue Jennings），在还是一名年轻的戏剧专业学生时，她就受到当地医院医生的邀请，长假期间前往一所精神病医院与病人们一起工作。后来她成了一名女演员，在一所学校给那些有缺陷的学生上课时，她就把在医院的经历很好地应用到了工作中。她发现那些很爱捣乱的孩子在送到她的戏剧课堂后，行为发生了一些改变。后来她和戈登·怀斯曼一起在伦敦创立了"治疗性戏剧中心"。就像斯雷德在20世纪30年代一样，他们不是以老师的身份在学校中工作，而是作为社会教育工作者，其目的在于提高自我意识，达到行为的改变。苏·珍妮丝写过很多戏剧疗法方面的作品，她的大部分书目都在后面的建议拓展阅读一章中列出来了。她还创建了一个网站，可以为全世界的戏剧疗法治疗师提供学习资源。她在早期所做的关于儿童的工作与比利·林德科维斯特组织的 SESAME 短期培训课程是在同一时期，不过，他们当时彼此都不认识对方。

除了上述人物外，还有许许多多人参与到医院和特殊教育学院的工作中，他们孤军奋战，发展戏剧疗法，彼此互不相识。专业背景不同，理论原则不一，工作方法各异，但这些都不影响他们朝着同一个目标前进，那就是现在广为人知的戏剧疗法。

戏剧疗法作为一种职业的发展历程

随着人们对戏剧疗法关注度的增加，那些已经投身戏剧疗法的工作人员需要彼此交流，而那些对戏剧疗法感兴趣的专家们需要进行相应的培训。但问题是人们都是各自独立发展，因此彼此间需要进行进一步地交流。作为对这一需求的部分回应，1976 年成立了英国戏剧疗法治疗师协会（BADth）。在该协会支持下，培训得以快速发展——围绕核心课程建立各自独立的科目。开始的时候是以短期课程的形式进行培训，随着培训模式的渐渐成熟，最后发展成了两年制的业余课程。1977 年，苏·珍妮丝在赫特福德艺术设计学校（现在的赫特福德大学）开设了一门戏剧课程，1978 年又在里庞与约克圣约翰学院创立了第二门课程（Meldrum, 1994：13），该课程后来获利兹大学正式批准。在同一时间，比利·林德科维斯特为 Sesame 创立了一年制的全日制课程，后来在（当时的）伦敦演讲与戏剧学院开课。在 20 世纪 70 年代早期，SESAME KATS 团体在埃克塞地区为一些精神病医院开设了一系列的周末研讨班。德文郡戏剧组织者协会和后来的南德文郡学院戏剧系都开设了短期的在职课程，以满足未来参与戏剧疗法工作的需求。1980 年，南德文郡学院引进了两年制的研究生课程。这与赫特福德艺术设计学校和圣约翰学院开设的课程很相似。这门课程后来在埃克塞大学获得批准，以响应英国戏剧疗法治疗师协会的政策，也为与当时其他大学认证的研究生课程保持一致。普利茅斯大学成为后来的课程认证机构。1955年，附加课程在曼彻斯特和爱丁堡获得认证。

　　起初，SESAME（经过"开放大学"认证）对戏剧疗法的概念持抵制态度，后来才与协会合作（Jones，1996：88）。在所有的课程都得到大学的认证，戏剧疗法这一职业也初步成型后，人们对戏剧疗法相关的研究需求增加了。当初的戏剧疗法资格课程现已成为戏剧疗法专业硕士学位课程。

　　英国戏剧疗法治疗师协会起初是为让成员之间相互支持而建立的，随着参与到戏剧疗法中的人越来越多，协会演变成了一种职业发展方式。在1990年，惠特利协会批准了工资制，并对英国国民健康体系（NHS）的工资和工作条件作了规定。这使得更多心理治疗师愿意到NHS就职。戏剧疗法职业性的协商并没有就此结束。在20世纪90年代中期，英国戏剧疗法治疗师协会与艺术音乐治疗协会合并，两者又被接纳到职业补充医学理事会（CPSM）。经过长期的协商后，这三个艺术治疗机构最终在1998年成为国家注册机构。现在艺术治疗师（戏剧方面）是一个受保护的头衔，没人能自称是一名戏剧疗法治疗师，除非他们已经在"卫生健康专业委员会"（HPC）完成注册，该理事会现是英国健康护理职业的管理机构（见下文）。

英国戏剧疗法治疗师协会

英国戏剧疗法治疗师协会（BADth）最初只是一个不知名的小组织，由一批不同背景的人士组成，而今已成为英国戏剧疗法方面的职业组织。该协会是获得正式批准认可，实行动态管理的专业人士组织。它起初只是为了支持一部分人尝试戏剧疗法，现在它已获得国际性认可，包括以下几个方面：

- 注册的会员必须遵守相关的行为规范
- 选举高级职员并成立执行委员会
- 一套评定戏剧疗法培训课程的机制，同时监督培训进行
- 召开年度大会，可以表达并听取成员的看法，并制定相关政策
- 定期召开会议进行交流
- 艺术治疗师法定委员隶属"职业补充医学理事会"；该理事会经过 2002 年 4 月重组，现命名为"卫生健康专业委员会"（HPC）。英国戏剧疗法治疗师协会获国家认可并拥有前述委员会代表。

协会会员资格向所有合格或培训中的戏剧疗法治疗师开放。准会员资格向未经过认证但对戏剧疗法感兴趣的人员开放。

关于会员任期和条件的更多细节问题，可以向协会咨询，也可以在官方网站（www.badth.org.uk）查询了解。网站还有关于戏剧的治疗理论基础、戏剧疗法的历史等相关信息。

戏剧疗法和卫生健康专业委员会（HPC）

绘画、音乐和舞动治疗师们能像现在这样协调一致，是他们之间长期交流的结果。在这个过程中，他们作为一个整体彼此联系日益紧密，通过协商使各机构得到国家认证。认证要通过管理各健康职业的"卫生健康专业委员会"许可。引用"合伙人手册"（HPC，2004）当中一句话："这样规定，是为了保护那些接受健康专业人员服务人群的健康与幸福。"如上所说，艺术治疗师现在是一个受保护的头衔。每个学科类别仍保留着自己的专业协会，但它们通过专业协商得以合作运行。

若想注册为戏剧疗法治疗师，必须完成一门硕士学位课程（见上文）。虽然每门课程都不一样，但它们有些共同特征：

- 有戏剧和剧场表演的技巧、方法、经历、能力
- 对于相关的心理、心理治疗和人类学领域，了解并具备其原则和实践方面的意识
- 参与过一个正在进行的、实验性的戏剧疗法培训小组
- 具备相关治疗领域的知识，例如艺术、音乐、舞蹈运动、游戏治疗
- 在指导下完成过戏剧疗法实践
- 有持续的评估和书面工作
- 个人发展 / 个人治疗

关于戏剧疗法治疗师注册，包括入会资格和工资级别等细节问题，请访问 www. nhscareers. nhs. uk。

英国以外戏剧疗法的发展

戏剧疗法在英国发展的同时，也在其他国家获得了相应的发展。琼斯（1996：9）对这一进展作过描述。早在 20 世纪 40 年代和 50 年代，荷兰就把游戏疗法和戏剧用于社会工作及教育中。1978 年，阿纳姆 - 内梅亨大学开设了一门专门研究戏剧疗法的艺术治疗课程。1971 年，美国纽约城的海龟湾音乐学校开设了戏剧疗法方面的短期课程。1979 年，美国戏剧疗法国家协会成立，并发展了戏剧疗法课程。在 20 世纪 80 年代至 90 年代之间，戏剧疗法培训体系得以在印度、葡萄牙、德国、爱尔兰、牙买加、挪威等国建立（Jones，1996：94）。

欧洲一个实力雄厚的戏剧疗法治疗师群体在 1991 年组建了"欧洲艺术治疗培训和教育协会"，即 ECArTE（ECArTE，1999）。ECArTE 每年都开会讨论培训事宜，互相交流，并鼓励学生和工作人员与其他国家的同行们互相交流，共同学习。该协会每年召开两次治疗师会议，全世界不同国家的治疗师都会来参会。会议记录会出版发行，很容易就可以买到。

2. 从理论到实践

　　游戏是戏剧活动的基础。在表演时，人们会让自己进入一种假想状态，在假想与现实之间又会形成一种紧张感，从而产生不同的影响。玩耍的能力是儿童的天性，这会在戴·甘米奇写的关于游戏治疗的书中详细阐述，该书与本书属同一系列，不久就会出版发行。可以把游戏定性分成三个阶段来理解：在最初阶段，孩子们的游戏是探索性的，他们会用到感知、声音和运动。随后物品会在游戏时用到，物品的使用会对孩子的性格或自身特点产生重要影响。这种象征性的游戏为日后重要的仪式活动铺平了道路，例如，每晚的睡前准备或是准备第二天去幼儿园的东西。在下一个阶段，孩子会扮演一个假想的人物，比如身着盔甲的骑士，在建筑工地上的建筑者。随着游戏能力的发展，其他艺术形式（比如舞蹈、戏剧、艺术）开始运用其中。琼斯（1996：171）列出了游戏在戏剧疗法中起作用的几个重要范围：

- 游戏是一种学习和探索现实的方式

- 游戏是一种特殊的情形，可以在游戏中以特别的关系对待时间、空间、日常规则与是非分界
- 游戏是个人生活经历的一种象征
- 游戏是对困境和创伤经历的应对方式
- 游戏与个人认知、社会和情感有联系
- 游戏与戏剧的关联是发展的连续统一体

布拉特纳（1998a：10）指出："（游戏的）目的不是为了让观众进行表演或比赛。"这是很重要的一点：游戏的目的就是游戏本身，体验本身是最重要的因素。日后孩子想通过故事呈现与他人交流时，表演才开始出现。威尔谢尔（Wilshire）（1982：108）说"戏剧表演是认真的游戏"，将戏剧与游戏联系在一起。他还引用了布兰德利的话说，"游戏不必是假想的情形"。游戏可以建立在真实的基础上。戏剧疗法把假想情形和真正的剧场表演结合在一起。从游戏到剧场表演的发展历程稳定而完整，这与儿童游戏的发展是平行的。

可以把戏剧视为一种开始于婴儿玩耍的进程，其中包含很多成分，这对我们利用好戏剧的潜在发展因素很有帮助。孩子在成长的过程中，会利用行动和声音，然后是象征性地玩玩具，开始接触音乐，以及一些日常行为，比如睡前准备工作，一般是讲故事，最后就发展到假想的角色扮演，比如装作自己是爸爸、老师、工人或其他真实存在的人物。这些就引起

即兴演出和扮演行为的产生。在戏剧中，我们会经历一个相似的过程：玩耍—行动—声音—象征性玩耍（玩偶、玩具等）—舞蹈—惯例—讲故事—角色扮演—即兴表演—照剧本表演—剧场演出。

不管是各自分开、连续组合还是全部一起，上述戏剧发展的因素都可以运用到戏剧疗法的过程中，不管它们在上述过程中的位置顺序如何。我们不能死板地把它们分开来看，因为有些因素和其他因素有重叠的地方。上面列出的因素根据不同特点，是按"自由表达"到"严格结构化行为"的顺序排列的。

在培训时，戏剧疗法治疗师会学习剧场表演的完整流程，也会获得治疗方面的知识。这使他们在特定时间，面对特定的群体或个人时，可以选出合适的戏剧形式参与到心理治疗中。有多少戏剧疗法治疗师，就会有多少种治疗方法，因为根据具体情形和患者的需求，每个治疗师都会创造出自己的一套治疗方法。

理论基础

就像其他创造性疗法一样，戏剧疗法不以任何一种特定的心理理论为基础。比如说，你完全可以做一个关注转移和防御机制的"心理动态"戏剧疗法治疗师，或者可以人性化一点，时刻注意患者的自身经历。在实践中，戏剧疗法治疗师可能受到任何一种或多种理论的交替影响。例如：

- 荣格心理学（Dekker，1996：39）是芝麻课程的主要理论基础
- 心理分析学——特别是温尼科特（Winnicott）的潜在空间和过渡时期对象的观点，还有梅兰妮·克莱因（Melanie Klein）的剧本指导理论（Jenkyns，1996：26）
- 伊姆娜发现强调创造性自我的人性心理学，可以提供一种合适的戏剧疗法框架（Emunah，1994：26）
- 儿童心理工作受到埃里克森（Erikson）和克莱因理论发展的影响（Bannister，1997：23）
- 社会学理论与戈夫曼、米德和布贝尔的观点相结合后，对角色给出了一个清晰的理解，并且他们本身都是来源于剧场（Landy，1986：79）
- 家庭戏剧疗法治疗师从事戏剧疗法工作运用的是系统理论（Shuttleworth，1987：124）

戏剧疗法的技巧

从多个意义层面来说，戏剧疗法都是一种创造性的治疗和成长方法。它将已有的全部剧场技巧和实践结合起来加以应用，

甚至还有讲故事和游戏这类更古老的方法。这些都需要创造性——人类天生的创造性和经过培训的戏剧疗法治疗师的创造性应用技巧。通过运用培训和经验得来的知识，再结合专业判断，戏剧疗法治疗师们可以很好地回应群体和个人的需求。如上所述，戏剧疗法的真正精髓即戏剧本身，它包含那些有助于集中精力探讨选定话题的练习和步骤。戏剧疗法治疗师经常用到的一些方法如下：

- 游戏——包括儿童游戏，团体游戏，还有那些专在舞台艺术方面辅助演员而设计的游戏
- 练习——为了特定目的而创造的，比如为了提高技巧、在个人之间和群体之间创造出相互的信任，往往经过特别设计用以培训演员
- 即兴表演——在没有经过提前排练的情况下，对剧本或故事的即兴发挥
- 排演过的场景或故事——这些场景或故事可能本身就是患者和治疗师共同创作的
- 剧本——可以是某个表演的一部分或经过充分排练后在观众面前的呈现，或者是围绕某个剧目或场景主题的即兴表演
- 讲故事——给小组讲故事，或由小组编一个故事，有时讲故事之后就是围绕治疗主题的即兴表演

在决定采用一个或多个最合适的方法开展戏剧疗法前，戏剧疗法治疗师应将治疗意图和过程考虑在内。戏剧疗法治疗师和患者的目的都依赖不同的因素和需求，所以有必要问一下自己："我们对这个小组或对这个病人要达到怎样的治疗目标？"广义上说，治疗意图可能包括以下几个方面：

- 通过激励、帮助，加强记忆以提高生活质量
- 纠正行为——比如，社会技能训练
- 内心的反省——认知、情感和精神冲突的探索
- 直面无法治疗的身体残疾（参照 Langley and Langley, 1983：17）

尽管任何戏剧疗法方法都可以用来实现任何一个上述目标，不过最好还是选择游戏和练习方法来提高生活质量，那些更注重角色的方法则更适合行为和心理治疗的探索。

戏剧疗法的九个核心过程

另一个途径就是在选择戏剧技巧时，更关注过程而不是方法。琼斯对九种来源于剧场的核心过程加以描述，并建议将它们用作戏剧疗法指南（Jones, 1996：99）。如下：

1. **戏剧化的投射**—— 一个选择自我角色的过程，即运用戏剧疗法的体验来改变一个人对当下情形的观点。例如，

如果患者处理不好与妈妈之间的关系，那就特意要求他扮演妈妈，并来一次即兴表演。在表演的过程中，他也许会理解妈妈，从而改变对自己和妈妈关系的看法。

2. **治疗性的表演过程**——在参与戏剧表演时，这个过程需要发现那些以前没有意识到的方面。通过表演不同的角色或者掌控表演的进程，患者可以洞察到自己的个性。向观众或治疗师表述自己的个性会让患者对其有更清楚的认识。

3. **戏剧疗法的移情作用和距离感**——表演某个现实中的人物或戏剧角色可以让患者与角色融为一体。戏剧的不真实性在现实和虚拟之间创造出一种距离，从而促进看待自身情况的客观性。

4. **拟人化扮演**——通过某个人物、角色或物体，比如一个木偶或玩具，来象征性地表达某些重要的事，患者可以尽情谈论其借助的物体或角色所面临的问题，但实际上那都是他们自身面临的问题。

5. **观众的互动与见证**——在治疗过程中，你是参与者，同时也是观众。在戏剧中，你可以在表演一个角色的同时，也反观自己。自我见证与接受观众的见证同等重要。在群体治疗过程中，你也见证别人对自我问题的表达。

6. **化身**——注重肢体的表演——不通过语言，仅仅通过肢体动作来表达情感、思想和经历。肢体活动是一种固有的表达方式。患者可以在这个过程中减少紧张感，同时提高仅通过动作表达情感的能力。

7. **游戏**——在轻松愉悦的状况下理解问题。如前所述，游戏是戏剧性活动的基础，也是其重要的组成部分。患者可以在游戏的放松状态下发现隐藏在嬉笑玩闹背后的问题真相。

8. **生活与戏剧的关联**——把戏剧与现实生活的事件、经历和信念相联系的过程。所有的戏剧都是或直接或通过隐喻建立在现实基础上的。患者可以发现戏剧与他们生活中真实事件的关联，在比较、解说和讨论中学习到一定的道理。

9. **转变**——改变的过程。道具是患者生活中重要物品和事件的象征。通过即兴角色演出，患者可以将剧情重构或改编进自己的生活。

琼斯的观点是非常恰当的，因为戏剧疗法治疗师也认为正是通过参与戏剧表演，患者获得了自我认知，并且获得戏剧疗法的潜在改变因素。这九个核心过程主要在戏剧表演中呈现，琼斯则向我们展示了这九个核心过程在戏剧疗法中的应用。

戏剧疗法的五个部分

伊姆娜（1994：34-35）提出了另一个方法，即剧场发展中与戏剧疗法相关的五个阶段。这五个阶段是：

1. **戏剧性扮演**。这个阶段就是要创造出一种愉快玩耍的环境，可以玩肢体上比较活跃和交互性的游戏，还可以进行信任练习。简单的儿童游戏很有趣，能让大家快乐行动起来。拿"离地触摸"游戏举个例子：这个游戏就是让一个成员追赶小组其他成员，第一个被抓到的就成为追赶者。不过，被追赶的人可以在被碰到前赶快跳起来使脚离地，这样就能免于被抓。在控制好时间的情况下，这个游戏可以反复进行。

2. **场景表演**。轻松愉悦的即兴表演后是有计划、有角色的场景表演。比如，可以即兴表演一个街道上的场景，每个小组成员都有可以选择的角色，然后两个人一组探讨要表演的场景，最后合成一幕即兴演出剧。比如一个交通管理员和一个汽车车主之间由一张违章停车罚单引起的故事。

3. **角色扮演**。这一阶段注重的是真实角色，戏剧性虚构可以在保证隐私的情况下，让小组成员在一定的距离思考它们真实生活中承担的角色。通过扮演现实生活中的角

色，比如父母、工作中的老板或和事佬，可以让患者对
自己在现实生活中的角色加以思考，体验新的角色。如
果愿意的话，还可以改变自己现实中的角色。

4. **总结扮演**。这一阶段是审查患者生活中真实的事件和矛
盾。演完假想的情形后，患者可以在表演现实中面对的
问题时，把它们当作此刻"似乎"正在眼前发生，从而
加以探寻，并做出切合现实的调整。

5. **戏剧性仪式**。这一阶段需要小组成员自己完成，引导
他们同紧张的自省状态回到日常的生活节奏。对小组
成员来说，从戏剧疗法过程脱离出来进入下一活动阶
段是很重要的。仪式的形式可以是大家围坐一圈，说
一下自己下一步的打算，或者报自己的名字，表达下
自己的感想。这可以帮助人们回到现实，回到日常生
活中。

并不是每个小组都必须经历这五个阶段。再次强调，戏剧
疗法治疗师要根据团体的隐性或显性需求来调整进度。例如，
特别脆弱的患者就可以跳过个人因素很强的角色扮演，直接从
幻想的戏剧性表演阶段过渡到戏剧性仪式阶段，因为个人角色
扮演对于他们来说强度或许过大，也太过私密，在此阶段他们
还无法承受。

戏剧疗法的步骤

不管戏剧疗法治疗师的理论基础如何，戏剧疗法过程有如下几个常见阶段：

- 暖身（热身）——团体成员为戏剧性活动做好身体和精神上的准备。可以玩比较活泼的游戏，比如追逐游戏。成员必须在游戏中四处跑动来提高能量水平，激活身体状态。以"贴标签"游戏为例，要求一个人去追逐并抓住组里其他人，谁被抓到谁就成追逐者，再去追其他人。精神上的暖身就是要让人们忘记每天的生活，放空大脑，为戏剧性活动做准备。比如：患者两人一组，一个扮演警察，另一个扮演路人。警察要极力阻止路人从一条路走，路人却偏要从那条路走。他们之间的对话会是怎样的呢？每组有四分钟的时间劝服对方，说明自己为什么非那样做不可。那谁会获胜呢？

- 发展阶段——选一个主题，用适合这个小组的戏剧性方式去探讨。不管是选自一本书或是一部电影中的角色，还是真实生活中的角色，只要是合乎小组目标的都可以采用。然后小组要决定一个主题，然后围绕这个主题编写一幕剧，让小组其他成员或治疗师当观众都行。

- 尾声——通过小组活动让大家表达自己的情感，做出一定的抉择。最后大家对活动过程进行反思，如果合适的话，就在组内互相分享自己的经历。反思的时段就是治疗开始发挥作用的时候。患者要思考所演戏剧的意义，以及怎样才能将它应用到实际生活中。

在这个通用的框架下，还有许多对戏剧疗法内容不同的理解与描述，即所说的不同类型。戏剧疗法从业者们在创造自己的方法时，已经总结出不同的戏剧疗法类型，这对戏剧疗法性工作的建构有一定帮助。一种类型基本上就是对一种表演过程的描述。下面的例子是一些真实案例中所采用的戏剧疗法方法，需要注意的是，介绍此类戏剧方法的主要目的是为了给出一定的指导，并非要求大家严格按照这些方法开展治疗。

戏剧疗法的类型

发展型

发展型戏剧疗法认为治疗过程和孩子们学习玩耍的方式之间是关联的。孩子们的游戏通常有三个发展阶段，珍妮斯（Jennings）（1990：10）称之为化身／投射／角色扮演，即EPR。

- **化身游戏**——探索性游戏，孩子用到的主要是触觉和听觉，在敲打勺子、戏水、挖沙等游戏中探究周围的环境。
- **投射性游戏**——玩具和物体的重要性增加了，孩子爱玩他最喜欢的那个玩具。随后玩具和物体就用在游戏中代表人物和角色——这是象征性思维的开端（即找一个象征物来表达你的感情）（参照 Cattanach，1994c：17-22）。
- **角色扮演**——孩子开始模仿，并在游戏中扮演角色。这是孩子们进行社交互动和学习的时期。在此期间，他们在假想环境下，扮演一些角色，比如父母、老师，或者公交司机。

卡塔纳克（Cattanach）（1994a：28）将这一类型的主题描述为：生命阶段中的工作和修订，以及个人和群体的改变。珍妮斯（1993）为 EPR 提供了一个全面的分析和图表展示。

发展心理学强调的是人们生命阶段的先后性。某阶段的一个障碍可能成为一个人生活中的问题。不仅仅是在孩童时期，生命中的任何阶段都可能存在障碍。采用这一类型的戏剧疗法治疗师是为了找出那个错误的阶段，然后通过戏剧方式加以修正，达到患者观念的改变。孩子们在游戏中学到的体系同样可以用在成年人身上，去探索生活中的各种关系和情形。根据这一类型，戏剧疗法过程可以划分为三种模式：

- **化身**——通过感官、运动和声音对一个主题加以探究，包括舞蹈、活跃型的游戏、呼吸训练、唱歌游戏等。在接受帕梅拉·蒙德（参照 Jennings, 1994：180）访谈时，姆利·拉哈认为化身是"无言语行为"，而表演是"言语行为"。
- **投射**——使用物体来象征人物、感情或情景，比如面具、木偶、玩具、仪式。琼斯（1996：138-9）对戏剧疗法中的戏剧性投射的基本阶段作了总结。这些阶段注重的是通过戏剧使"内在矛盾"获得外部释放，从而改变患者的观点、心情和态度。
- **角色扮演**——即兴或按照剧本表演一个真实或虚拟的角色。

戏剧疗法治疗师鼓励患者使用这些他们已在儿童游戏中应用过的任意一种模式，来探索人生不同阶段的经历。

案例：朱迪思理解了妈妈

妇女小组曾讨论过母爱的话题。哈泽尔是小组的戏剧疗法治疗师，他准备了一篮子玩具和小物件，让小组成员创造一个家庭关系的样本。他们选择的是能代表那些他们生命中重要人物的物件，然后放在代表各自关系的位置（这叫作关系图谱）。朱迪思选了一个芭比娃娃代表她的姐姐，背对着放在代表她自己的那只蜗牛前面。一只可爱的泰迪熊代表她的爸爸，她放在了蜗牛的旁边，并面对着蜗牛。一个木制的俄国娃娃代表妈妈，在蜗牛和芭比娃娃中间，都是侧对着。

　　哈泽尔让朱迪思把她自己轮流当作这些物品，挨个评说一遍，呈现他们现在是什么关系。作为爸爸时，她说到"我是到这儿来帮你的"；作为姐姐，她说到"我和你的生活很不同，我觉得你不理解我"；作为妈妈时，她说"我一直在努力维持你和姐姐之间的关系"。

　　然后哈泽尔让朱迪思摆一个她五岁时候的图谱。这次她用一个破破的娃娃代表她自己，用搪瓷娃娃代表她姐姐，她们两个并排靠着，姐姐说"我们什么都一起做，我非常喜欢我们上的舞蹈课"；爸爸还是一个泰迪熊，说道"我是到这儿来帮你的"；妈妈是只母鸡，说"我爱你们两个，我要为你们创造最好的生活"。

　　在后来反思的时候，朱迪思认识到了在孩童时期，她是多么妒忌姐姐的美貌和跳舞才能。她的妈妈曾给她讲道理，鼓励她，尽力帮助她弥补不足之处，但那却只让朱迪思更加看不上她姐姐取得的成果。图谱的象征作用表现出她对妈妈的误解。她可以看到妈妈是怎样从爱两个小鸡的鸡妈妈转变为一个家庭"独裁者"，为了姐妹不伤到对方，而不得不把她们分开。

创造表达型

该治疗类型应用的一个前提就是其创造性。重点是当前的创造性表演本身，不用去回忆过去的事情或者疑惑现在发生的是什么，为什么会这样。这个类型的目标就是提高小组已有的技能，从而产生自尊（Cattanach, 1994b, 141）。运用创造性表达方法的同时，还要用到一定范围内的戏剧创作来激发想象力，帮助患者发挥所有的潜在能量。交流和社交技巧占的比例可能会增多，还得具备一定对问题的洞察力，但这些都不会在戏剧疗法中探讨。其实，这种方法有时是解释不清的。

案例：佩妮为了自由而斗争

佩妮曾在一个针对药物滥用的年轻人戏剧疗法组里接受过治疗。尽管当时她已成功地接受了所有的治疗，但她还是不愿离开医院的庇护，因为她觉得自己无法面对朋友和家人。小组玩过一个活跃的游戏，叫"贴标签"，另一个小组成员杰克抓住佩妮就不松手了。其他小组成员就聚过来围成一圈。她停止了挣扎，说道"我跑不掉了"。"你胆子太小了，怎么不反抗呢？"杰克说。佩妮于是真正地用力，成功从圈子中挣脱。游戏结束了，治疗也结束了，治疗师没有做点评。几天以后，佩妮主动问医生这周末她能不能回家，"就是想看下自己能不能坦然面对一切"。

综合型

综合型就是结合了两个或两个以上的类型。珍妮斯（1990：39）描述了两种综合方法：一种是创造表达型与获取技能结合；另一种是任务型与心理治疗干预和解释方法相结合。在经过一番介绍性的讨论后，小组再决定自己的主题。从多种剧场和戏剧性程序中做出选择后，治疗师引导患者进行自我问题的探究，包括解决问题，发展技能或进行自我反省。所有模式均可用于任何一种治疗。

案例：失声的小美人鱼

有个小组在进行第四阶段的治疗，让小组成员分享对上次会议的想法和感觉。简对上次即兴扮演的"邪恶女巫"这一角色感到很不自在。大卫尽量给她分析角色，试图开导她。这时候，治疗师帕特里夏也参与进来，让小组成员在屋子里以一种能表达此时心情的方式走动。走了一会，帕特里夏建议大家找一个适合他们感情的角色。简成了一个失声的小美人鱼，在接下来的即兴表演中与饰演超人的大卫（David）有对手戏。她拒绝了大卫想用魔法帮她解决问题的尝试，最后竟然哭了。表演结束后，她又恢复了自我，讲到自己的丈夫在外地申请了一份新工作，希望她能跟着他搬过去。她曾极力说明自己是不乐意搬家的，但丈夫却充耳不闻。她感觉自己就像故事中的小美人鱼，无法向所爱的男人倾诉，她在丈夫面前也失声了，无法让他明白自己的想法。

帕特里夏建议她与丈夫来个角色表演，她可以尽量表达自己的观点。简发现很难找到她想说的话，最后她承认，在表演时觉得自己就像上周那个破坏别人生活的邪恶女巫。帕特里夏又让她和丈夫交换角色演一遍。简意识到丈夫的新工作工资很高，但她却仍举棋不定，就是因为那会涉及一些大的生活变动，比如搬家、离开朋友和家人，但其实她这种反应是不合适的。

在这个治疗过程中，治疗师先是使用创造性表达法作基础，然后又使用任务型方法帮助简了解自己的行为。

另一个综合型方法由切斯特（1994a：61）提出，他主张既然戏剧是个"包罗万象的活动"，那么任何活动都可以融入戏剧疗法中。她选择的范围涵盖所有戏剧性表演，运用音乐、舞蹈、木偶、艺术、编故事等方法让患者参与进来。她关注的是群体内交互作用的水准，包括：

- 与空间和空间中道具的交互
- 与治疗师和治疗团队的交互
- 与兄弟小组的交互

表演模式的选择是看哪种模式有助于小组围绕既定话题进行探讨。具体则视情况而定。

准戏剧型

格洛托夫斯基（见第1章）在准戏剧研讨会上使用的是仪式、声音和肢体动作。他不喜欢在观众和表演者之间设定距离，因而发展出一种能把所有在场人员包含进去的剧场表演，他强调的是眼下发生的事情。这些技巧经过调整用在了戏剧疗法中，而这些调整则由米切尔（Mitchell）（1992：58-67）进一步加以阐述。米切尔用蜡烛摆了个仪式性的圆圈，每次治疗都分为七个阶段。首先小组成员分享各自的经历，然后就进行多种练习，包括运动、声音、交流想法，最后仍以蜡烛结束。支撑这个类型的依据在于通过共同的肢体和认知表演，患者可以做好准备来展示个人和情感问题，达到改变的效果，即仪式的促进性转变。关于这种方法，米契尔（1992：67）做了如下陈述：

这种戏剧疗法方法就是让患者在治疗的过程中，能自己设计治疗仪式。仪式本身不是改变，而是为改变作准备。我相信，准戏剧型治疗方法确实为戏剧疗法治疗师们进行小组治疗提供了又一个依据，它的来源可以追溯到剧场和戏剧艺术的历史中。

角色类型

莫雷诺在角色概念的基础上建立了治疗性剧场。他关注的主要是人们所承担的角色，以及他们在不同角色下如何做人做事。他认为成功地发挥角色功能，就等于收获幸福。心理剧就是进行角色探究：纠正不正常的角色，继续行使成功角色的职能，同时寻找新的角色。[1]

在角色承担和角色扮演观点的基础上，兰迪（1993：46）创造出角色型戏剧疗法方法，即患者在治疗时完全通过扮演假想角色和该角色的对立面，来理解所表演的角色和反角色的矛盾本质。他表明这一方法的核心就是"那种改变、举棋不定、自相矛盾的观点"（1993：12）。兰迪还强调了矛盾心理，他认为无论患者如何努力地去扮演一个角色，其中的矛盾还是会突显出来：

- 内心挣扎于如何选择角色，例如想演无所畏惧的英雄，

1　见 Wilkina（1999），本书的兄弟书目，主要内容是对心理剧，莫雷诺理论和实践的探索。

但心中非常害怕。

- 纠结于两个矛盾的角色，其实害怕的人就应该演懦夫的角色。
- 徘徊于存在与虚幻之间，很矛盾地觉得自己既是英雄（不会怯懦）又是懦夫（不是英雄）。

前两个因素与莫雷诺对角色冲突的描述很相似，不过兰迪强调了矛盾心理的重要性，从而使角色理论更胜一筹。莫雷诺认为，心理剧中的角色逆转可以让主演者同时体验角色和反角色两方面。患者知道自己在扮演两个矛盾角色的同时，会产生有助于治疗的紧张状态。兰迪认为潜在的治疗效果要看患者自身的选择，看他作为剧场演员和／或以治疗为目的的演员是如何处理"自我"和"非自我"矛盾的。兰迪坚持认为在处于"存在"和"虚幻"的状态下，即真实与想象的矛盾状态下时，患者能够获得相应的治疗效果（Landy，1993：46）。他指出患者在两种现实的"过渡空间"里确实能保持客观。虽然患者所表演的角色各方面都受限制，但反思的过程有助于他们进一步理解认识角色，从而使其可以随时出入角色。

兰迪对角色方法的八个步骤描述如下：

1. **角色激发**——接触角色的本质，从而进行人物的创造
2. **为角色命名**——为人物找一个合适的名字

3. **表演角色**——在多种情况下进行人物角色的即兴演绎

4. **探索饰演角色的特殊品质**——寻找之前未考虑过的角色的其他方面

5. **对角色扮演的反思**——发现角色的品质，及其固有的功能和风格

6. **把虚拟角色与现实生活联系起来**

7. 把所有的角色整合起来，形成一个**功能性的角色体系**——把新角色和新观点加入到已有的角色列表中

8. **社会建模**——观察患者在角色中的行为是如何在社会环境中影响其他人的

要想用好这整套方法是个长期性的工作。兰迪（1993：55）也明确指出不需严格按照其治疗方法进行，但可以将其作为实践的原则基础。但在一个提倡简洁治疗的经济环境下，该治疗方法在实践中可能会出现耗时过长和费用过高等问题。然而，兰迪建议应该把这个方法用于一部分患者的短期治疗中，比如那些由于亲近的人死亡或心理创伤造成危机感的患者。深度剖析角色有助于了解其各个方面，这会推动治疗进程的发展。兰迪（1996：196）说他的方法"可以像它注重单一患者那样，在矛盾中把重点放在其他可能性上，通过另一种伪装让患者从绝望、危机的负面情绪中走出来"。

尽管角色方法强度很大，但它没有让患者走进真实的角色，而是用虚拟角色，使用起来比心理剧的强度稍低一些。第七步、第八步和心理剧的一些阶段很相似，作为一种戏剧疗法技巧，它们是进入真实角色前的铺垫。

案例：罗伯特重拾力量

罗伯特扮演的是被他自己叫作"胆小猫"的角色。在即兴表演中，胆小猫总是挑简单的任务完成。在探索角色的内在品质时，罗伯特意识到胆小猫一直在保护着自己，不让自己去处理困难的任务。后来经过进一步的探索，他发现了内心的"保护者"：那是位身披耀眼铠甲的骑士，时刻准备保护弱者。意识到潜在保护者的存在后，他开始放大那个角色，从内心找到方法去缓解恐惧感。

剧场类型

布伦达·梅尔德伦在一次与学生进行私下交流时，把戏剧疗法组的结构和过程比作剧场制作。戏剧疗法治疗师就是起移情作用的导演，患者组就是演员。表 2.1 将对剧场导演和戏剧疗法治疗师的各类角色进行比较。

"医患关系"在戏剧疗法中的重要性

导演的角色	戏剧疗法治疗师的角色
试听者	评估者
加强小组凝聚力	加强小组凝聚力
鼓励个人发现障碍，克服阻力	鼓励个人发现障碍，克服阻力
每次排练都以热身开始	每次治疗都以热身开始
进入到正式排练	进入到表演阶段
演员把自己完全融入到扮演的角色中，进行角色的探索	患者借用角色或其他投射性的方式进行表达和探索
演员在观众面前表演	患者互相表演并/或在戏剧疗法治疗师面前表演

表 2.1 剧场和戏剧疗法中的角色

在这一章，我们介绍了大量的戏剧疗法方法，也指出了一些有助于戏剧疗法治疗师理解治疗过程的心理理论。正如本章开头所提到的，有多少戏剧疗法治疗师，就有多少种治疗方法。每个人都有自己独特的戏剧体验方式。治疗师和患者都必须找到一种合适的治疗方法，即在治疗过程中能帮助个人最大程度地对角色进行探索发展，并保证治疗顺利完成。如果试图采用那种不适合患者，并让治疗师感到不适的方法治疗，那无异于将自己推向灾难的道路。在较长时间的治疗过程中，真正重要的是治疗师和患者之间的关系。有必要建立一种工作纽带，使患者可以在安全的戏剧活动中表明自己的需求并加以解决。戏剧表演没有对错之分，重要的是表演过程，治疗师可以是一位倾听者，促进者和／或参与者，但治疗⋯⋯者身上和他们的戏剧表演过程中。戏剧疗法治疗⋯⋯者个人去演，充分发挥他们的创造性。因此，治⋯⋯要受所有患者的表演非常重要。彼得·斯雷德举⋯⋯的例子来说明这一点，他会遵从并接受孩子们表演出来的所有形象，只是在创造力发挥有所减退时才会给出自己的观点（Slade，1995：58）。

在心理分析中，治疗师的身份是一位解读者；而在以患者为中心的方法中，治疗师是站在患者的位置思考后，再作出回应。戏剧疗法治疗师，尤其是在个体治疗中，不同于以上两种情况，他们会在表演时扮演某种角色，从而参与到治疗过程中（Johnson，1992：113）。患者经常持这样一种观点：治疗师是给予者，他们的职责是付出和给予，能帮助他们解决一切问题，而他们则是接受者，二者之间是不平等的关系。这可能会对治疗师产生相当大的诱惑力，但却起到了相反的治疗效果。正确的做法是尽可能让患者掌控创作过程，治疗师只需在必要时给予患者恰当的辅助。在戏剧疗法中，治疗关系就是两个或两个以上的人们为了共同的治疗目标相聚在一起形成的。治疗成员之间必须相互尊重，相互信任，就像甘兹伯格（Gunzburg）（1997：9）所说的："治疗师和患者之间只能期待自然地相遇相知，而不能强求。"戏剧疗法治疗师可能会受某种心理理论影响，这会影响他们的工作方式，但在整个治疗过程中，戏剧疗法治疗师都要不带偏见地尊重患者。

3. 戏剧疗法的准备工作

正如前文所述，戏剧疗法是建立在理论基础之上的，而这些理论和其他任何心理疗法的理论一样复杂全面。在训练戏剧治疗师时，最首要的要求就是其对理论基础的掌握。戏剧疗法适用于各类患者，同时，也适用于各类机构，如日托机构、医院、学校及私人诊所等可以辅助治疗受情绪和精神紊乱困扰的患者，向学习和社交障碍患者提供帮助，也可为个人成长或改变提供帮助。因此，戏剧疗法用途多样，在对患者进行治疗之前，戏剧治疗师需要考虑许多问题。本章将探讨这些问题。

采取小组疗法还是个人疗法？

首要考虑的因素是采用小组疗法还是一对一疗法（即个人疗法），这主要取决于患者的需求，一定程度上也受戏剧治疗师个人偏好的影响。戏剧治疗师都必须接受专业的训练，以确保能胜任小组和个体治疗的工作要求，通过戏剧来帮助患者增强对自我和社会认知，也可以根据患者个人的具体情况利用戏剧来开展治疗。由于戏剧疗法起源于古代宗教仪式（见第1章），而此类宗教仪式主要是集体活动，因此，戏剧疗法也是由团体形式发展而来。随着戏剧疗法的广泛应用，一对一模式也随之发展起来，并且现已被普遍接受。至于治疗时采取小组模式还是一对一模式，主要取决于以下三个因素：患者是否需要短期治疗，部分地区组织小组治疗有难度，以及一些患者倾向于选择一对一模式。小组模式和一对一模式中均采用相同的戏剧流程，但是由于一对一模式中只有患者和治疗师参与，因此与小组模式相比，一对一模式过程中讨论的视角、观点和理解都会受到限制。戏剧治疗师需要扮演多种角色，除了扮演戏剧中的角色（戏剧角色），他们还需扮演情感转移的角色（心理学角色）和治疗师角色（社会角色）。约翰逊（Johnson）称此三者为戏剧治疗师三个主要的角色（Johnson，1992：112）。他还列举了其他角色，并表明这些角色在一对一模式中尤为明显。

　　和其他治疗方法一样，在戏剧治疗中，不论积极或是消极的情感，陈旧或是无意识的联系，都可以被戏剧治疗师捕捉运用，该过程称为"移情"，雅各布（Jacobs，1998：12-15）对这个词进行了论述。虽然作为心理动力概念，移情并不是戏剧疗法理论必要的一部分，但是思考其在戏剧疗法实践中的应用，特别是对其如何在小组和个体模式中运作做简要说明，是很有意义的。因为，无论对移情作何解读，不论患者与戏剧治疗师之间的关系如何，治疗师都会对这些问题予以关注，并通过戏剧加以解决。

　　兰迪（1992：103-6）将移情和反移情列入戏剧疗法之内。他指出移情是一个戏剧的概念，因为患者实际上将治疗师的真实角色转移到了一个象征性角色中（Landy，1992：103），琼斯（1996：64）持相似观点。因为，角色扮演是戏剧治疗的内在内容，而移情则是显性存在。基于这一事实，兰迪（1992：104）表明在多种角色中，患者和治疗师都需进行角色互换。如此看来，兰迪认为在戏剧疗法的治疗过程中，移情是一个健康的反应，并不是神经质的表现，因为，移情是戏剧合理的一部分，会在治疗过程中逐渐消失。在一对一模式中，戏剧治疗师需要特别注意的是：移情只会发生在患者和治疗师之间，使患者能够"从距离谱向平衡点趋近"（Landy，1992：104）。在一对一疗法中，治疗师会利用移情来鼓励患者反思自己的表演，将 In-role（进入角色指自我代入虚拟世界）和 Out-of-role（脱离角色指走出虚拟世界，回到现实）进行比较。

　　移情也存在于小组戏剧疗法中，但反映在组内成员和治疗师之间。一个小组可以代表一个社会和社会问题，也呈现出各种人物个性，同时，患者也会把自己的创造力、想法和观点带入小组中。孤僻的患者处于劣势，因此，治疗师需要向其介绍几种观点。而治疗师在面对个人时更有可能出现有意识或无意识的合谋，这是戏剧治疗师必须意识到的一点。例如，饱受虐待之苦的患者很容易把施虐者的角色强加到治疗师身上。因此，在一对一治疗模式中，治疗师必须十分谨慎，以避免自己在无意中成为那个施虐者的角色。

综上所述，戏剧治疗师无论是面对个人还是小组，都应该以患者为中心。一般来说，治疗师需综合考虑各项因素，诸如费用、时间、计时和患者数量等，来决定采取何种治疗方式，以达到最佳治疗效果。虽然一对一模式在戏剧疗法中效果显著，也具有实用价值，但是相比之下小组模式更加欢乐，而且其他患者可以在治疗中给予更多的支持与帮助。在一对一疗法中可能存在一种患者和治疗师之间的"特殊历程"，同样在互动过程中，戏剧疗法小组成员也可能经历一种"小组历程"。"小组历程"已被广泛讨论（其中著名的论述包括 Bion, 1961; Tuckman, 1995 and Rogers, 1970）。无论选取何种模式，戏剧疗法小组的需求和治疗师的责任现在都要考虑，而一对一模式采取相同的程序进行，所以后面讨论的大部分内容都适用于此。

组织戏剧疗法疗程

戏剧治疗师的首要任务是与患者建立互相信任的关系。不同的患者，该过程所需要的时间也各不相同，但这是整个治疗过程的基础。治疗师需要在进行治疗前做出一系列决策，例如采取个人模式还是小组模式，在条件允许的情况下可以与患者讨论，然后再做决策。决策主要依据如下：是否有合适的小组，患者是否有意愿同他人共同接受治疗，以及具体问题性质。无论采取何种模式，这里有许多必要条件和前提条件使整个戏剧疗法得以安全有效地进行。其中有的部分是根据治疗和心理疗法的一般需要提出的（特别是医疗机构），有一部分是心理治疗的基本规则，还有一部分则与戏剧疗法密切相关。

戏剧疗法的工作环境

在患者和戏剧治疗师进入戏剧疗法之前，必须解决很多问题，以保障患者的知情权，也确保患者赞同整个治疗过程。

许可 无论从道德还是法律层面考虑，都有必要在患者许可的前提下开展治疗。从道德层面上讲，在向患者大体介绍推荐的疗法后，必须尊重其正当的意愿。英国《民法》规定：在未得到患者（包括生理或心理患病）许可的条件下进行治疗，属于民事行为过错。许可必须建立在患者对该疗法理解的基础上，包括如下信息：任何重大风险，在决定是否选取治疗模式时可预见的后果。治疗师的讲解与患者的回答需记录在病历记录上。

当患者不能就自己的切身利益对具体的治疗模式作出相关决定并表达自己的需求时，问题就来了。在这种情况下，对于精神错乱患者的治疗，均可根据于1983年英国确立的《精神健康法》（1983）进行优先取舍和强制管理。然而除了精神错乱患者外，更多的患者受学习障碍或与年龄相关的精神问题困扰，他们并没有公开拒绝治疗，也不明白治疗需要的是什么，因此，他们根本没有能力对治疗做出许可。在英国，包括他的亲属在内，任何人都无权帮助他人做出"代理同意"。但是，这种情况下也不能剥夺病人接受治疗的权利，因此，现行法律允许治疗师在保证病人最佳利益的前提下采取治疗行为，主要依据病人过去表述的意愿、福利，以及严格的医疗视角的考量。在这类情况中，治疗师与患者亲属间的沟通和交流是明智之举，但他们的观点不具备法律约束力。近年来，英国国内就权威机构对无能力病人进行治疗的话题，以及对这一弱势群体所采取的必要保护措施，展开了激烈的讨论（*Who Decides*，1997），2005年确立的《心智能力法》将这一话题推向顶点。在此书创作期间，法案里的一些条款还未生效，包括：对无能力界定设置判定标准、针对持久授权书制定相关法律条款将药物治疗包含在内、制定事前指示以应对将来的治疗意愿、提供辩护服务、允许治疗师将制定人或护理人的观点考虑在内。每个治疗师都有责任采取恰当的步骤取得患者的同意，即使无法做到这一点，也需恰当地加以解决，而且每个单独的治疗决定都应在责任范围内。这些措施受到普遍欢迎，推迟实施是由于我们需要制定一部《行业法规》用以规范训练合格的从业人员。

在英国，《精神卫生法》仍在审查中，这意味着对于保护治疗师和患者权益如此重要的两条法案还未通过审查，这使得我们无法提出更多细节性的建议。超出上述范围的内容，治疗师可以在个人的临床实践中探索研究。

对该疗程内容的简要介绍有助于缓解紧张，也可以帮助人们接受。任何新生事物都需要有清晰的介绍，冗长的说教让人困惑和不安。

- 在疗程开始之前任何问题都必须得到解答；
- 患者可以在任何时间对任何事物提出问题，并应得到合理的答复；
- 解约需告知患者，他们有权随时收回许可。

父母可以代替未成年子女做出许可，但在某些情况下，如果孩子在关键时刻能对整个情况有充分的认识，则可以自行做出决定。这也是一个充满争议的问题，因此，建议治疗师向当地负责人或法律顾问咨询。

英国大法官办公室出版发行的一本小册子《做决定》（*Making Decisions*，2003）很有帮助，小册子对上述问题进行了深入的讲解说明。在其他国家，治疗师需要在治疗之前与专业团体确认患者许可的判断标准，同时明确，如果该国没有判断标准，治疗师该如何开展治疗工作。

案例：梅的顾虑消除

梅是一名老年病人小组的许可成员，当戏剧治疗师建议大家玩一个儿时的游戏时，她感到很焦虑。"我到这儿来可不是为了被当成小孩子看"，她说。治疗师马上终止游戏，给她指出这个活动的目的。小组要一起协作、交流、锻炼，一起玩一个气球。当她意识到参与这项训练并不会显得幼稚，梅又加入到游戏中，这次她更有活力，也更加投入。

身体或者情感问题会造成一些人很难融入戏剧性的活动中。因此，治疗师有必要告知患者，他们有权选择不参加一些活动，只需要坐在旁边等到结束即可。为了使获取许可更容易，有必要让新来的患者先体验预备治疗，然后他们再决定是否继续参与治疗。

案例：梅宝

梅宝进入戏剧疗法现实适应性小组接受治疗，组员都患有早期痴呆症。她表示自己不想加入该小组，但可以前来织毛衣，然后看看其他人接受治疗的过程。治疗师询问了大家对这个安排的看法，所有人都同意梅宝坐在那儿织毛衣。当天的第一个话题是："今天几号？"梅宝第一个给出了正确答案。每问一个问题，梅宝都想好了答案，而且常常能回答正确。当治疗师让大家找房间里的人做搭档，并评价其衣服的颜色时，梅宝没有动，却大声说道，"艾薇穿着一件红色的羊毛衫。"当治疗师让大家观察窗外的园丁在干什么时，梅宝第一个跑到窗前。在接下来的十次治疗中，她的表现都这样：总在强调自己只是在织毛衣和观察，而实际上她早已成为小组里最重要也最受欢迎的角色。如果治疗师坚持要求梅宝参与其中，那梅宝、治疗师和其他小组成员都会错失这些有价值也很愉快的互动过程。

保密性 治疗关系中的一个基本要素就是保密性。患者需要确保个人信息安全及第三方信息的安全，在未获许可的情况不向他人泄露。虽然可以向别人讲述自己的经历，但必须在小组内达成一致：凡涉及他人身份和隐私的信息只能在小组内部进行讨论，组内的事情不得外泄。戏剧治疗师也需遵守相关条款，如在未获个人书面许可的情况下不得向任何人泄露患者个人信息。但有一类情况不包括在内，即涉及公共安全的重大事件，例如存在自杀倾向，儿童性侵或者杀人威胁等。

这种情况下，治疗师应从自身的责任义务出发，立即向其他专业人士报告。因此，在不同专业领域的团队间，哪些关于患者的信息有必要或值得分享，应达成一致。这要求治疗师与患者，以及参与其中的工作人员在探讨后制定出一个清晰的策略。

在团队治疗工作中，专业人士之间相互通报患者接受治疗的特定问题或关系就足够了，无需深入了解治疗工作性质的细节问题。治疗师虽然可以对相关伤害威胁进行报告，但并不意味着可以泄露保密材料，但是他们有责任向负责人汇报相关情况。有的时候，根据具体情况，有必要劝说患者自行与负责人交流，而每个戏剧治疗师都有自己的处理方案（参考如下案例）。

案例：威尔的倾诉

在法庭医学中心的一组年轻人正在针对家庭问题进行治疗。威尔来自一个专业素养极高的家庭，家里人无法容忍他的吸毒罪行。在一次虚拟母子会面之后，他感到十分沮丧，并称自己死了更好。另外一名组员对他说，"难怪你从厨房偷了一把刀。"威尔承认自己有伤害自己的意图，但是在最后关头自己却没有勇气那么做。戏剧治疗师鼓励他聊聊自杀的想法，并把这些情况也告诉护士长。他犹豫不决，因为害怕偷东西被惩罚。他父母就曾因这类事惩罚他，排斥他。于是，治疗师答应小组治疗结束后陪他去找护士长，威尔同意了。护士长充满同情地倾听了他自杀的想法，还表扬他敢于承认自己偷拿了东西，这让威尔吃惊不已，护士长随即为威尔预约了一名医生。

有时候自杀和攻击性的想法常常和负罪感、威胁感联系在一起，而此类感觉往往又非常隐晦地通过戏剧疗法的表演表现出来。一旦意识到患者的自杀倾向，小组必须立即采取行动，但是没必要让戏剧治疗师单独对此事进行报告。任何治疗师着手处理案例后，都可能剥夺患者自己解决问题的机会。支持患者自己去认识问题，是对患者和治疗关系二者的双重尊重。

包容 在治疗过程中应该保留所有已表达或未表达的情感。如果患者不喜欢在小组内谈话，可以安排其在疗程结束后进行两人一组的反思或者分享，对之前疗程和新的疗程进行讨论，这个方法可以了解个人和小组的感受。如果没能完成这一项，患者可能会沉浸在自己的情感之中，或是接收他人的感受，这会干扰到患者在小组或后期疗程的行为，专业术语称之为

"宣泄"。

戏剧的隐喻特征可以帮助人拉开与现实的距离，仿佛事件发生在别处。这个疗程可以看作是一个巨大的容器，可以将小组的所有感受和问题都装进去。

案例：托尼拔出宝剑

托尼是一名受吸毒问题困扰的青年，他的家人都很支持并积极配合他来接受治疗。该小组组员均为某少年犯罪中心的服刑人员，他们决定即兴表演亚瑟王传奇和他获取王位的故事。托尼扮演年轻的亚瑟王，他只有在拔出石头中的宝剑之后才能成为国王。即兴表演的骑士们都希望亚瑟成为国王，并在一旁帮助他。他们还承诺，无论是谁拔出了宝剑都会支持亚瑟成为国王。当轮到托尼拔宝剑时，大家一起给他欢呼鼓劲。在使了很大的劲之后，托尼最终拔出了宝剑，当上了国王。

因为某位组员行为不当，整个小组看电视的时间被缩短了，大家对此很不满。他们觉得这不公平，不能因为一个人的过错惩罚所有人。在进入戏剧疗法治疗室的时候，他们还在抱怨。在这次治疗结束的时候，托尼承认他意识到解决自己毒瘾问题的关键是自己的努力，连他的父母也不能代替他完成。他的这个认识启发了其他组员，他们意识到不该在小组内抱怨，正确的做法是去找这事件的负责人反映情况。

合约　　一份权责清晰的合约是必不可少的，内容应包括治疗师和患者双方的义务，必须在签署合约的前提下才可以开始一个疗程。一份戏剧疗法合约一般包括以下内容：

- 关于治疗师保密性参数的细节，例如，戏剧治疗师须向谁汇报；
- 患者间的保密细节；
- 治疗场所和时间；
- 治疗过程持续时间，包括几个疗程；
- 如果可行,如何使用活动区域,它的界限是什么？（例如，厨房、办公室、壁龛是否属于治疗空间）；
- 关于身体亲近和接触的可能性和限制性；
- 过程中不能有肢体暴力存在；
- 如果需要表演的是暴力场景，该过程中只能使用垫子或是其他无生命的物品，要求只能使用这类不能构成伤害的物品，以减小表演的危险性；
- 患者需要留在房间，切不可擅自离开。如果出于某一原因，患者选择离开，他必须告知小组（如果这对于患者太困难，他至少须告知治疗师），并在离开之前说明其意图和原因。

个人身份　　在小组内总是存在一种无意识的恐惧，即害怕丢失自己的身份。因此，需要抓住最初的机会引导组员介绍自己，特别是名字，以帮助每位组员在其他组员面前建立个人身份。这一环节允许组员选取自己喜欢的称呼，无论是正式称呼（先生、女士、太太、小姐），还是简单的姓氏或绰号。治疗师和组员在这个过程中可以将每个人的脸和名字联系起来，并记住他们。有的人害怕在新的小组内讲话，此时"名字游戏"显得格外重要，它对帮助患者消除恐惧十分有效。游戏中使用的垫子或球可以转移对个人的注意。一个比较常用的游戏就是要求所有组员站或坐成一圈，对准其中一位组员掷球，同时大声叫出他的名字，必须大声，保证每个人能听见。最开始可以只叫接球人的名字，玩到后面还可以加上大声喊出下一位接球人的名字。游戏变得越来越复杂，但是组员的动作和笑声也增多，动作也多起来，在此过程中大家的紧张感就慢慢消失了。另外还可以要求组员向其他组员介绍自己，然后，听到别人自我介绍的组员再向小组介绍刚刚那位组员。上述两种方式都有助于建立个人身份认同，同时帮助组员消除紧张感。

案例："这是黛西"

在一个新治疗小组疗程的第一天，一张张紧张不安的脸分散在房间边缘的阴影处。贝琳达是该小组的戏剧治疗师，她面带微笑地看着房间里的成员说道："我是贝琳达。"
她接着说道，"我已经见过大家不止一次了，但是我猜你们，
肯定还有我不知道的事，你们也不知道彼此的名字。我们
想点办法解决这个问题。现在，我想请各位找一位搭档，
找到以后，花一点时间向他介绍你自己，每人大约有五分
钟的时间，时间到了我会提醒大家换另一位组员介绍。你
如果愿意，可以讲讲自己的一些趣事，特别是那些我们猜
不出来，比较特别的事——例如你去过珠穆朗玛峰，或者
你喜欢穿粉红色的袜子。你们完成这一环节后，到此处集
合，然后每个人都有机会介绍自己的搭档，大家不用紧张，
这不是记忆力测试。好的，可以开始了。"

接着是一阵混乱的脚步声。不一会儿，每个人都找到
了自己的搭档，接着房间里开始了嗡嗡的谈话声。过了一
会儿，贝琳达提醒大家交换介绍，十分钟后，所有人又聚
在了一起。贝琳达让大家挨着自己的搭档围坐成一个圆圈。
"好的，"贝琳达说道，"谁先来？"蜜塔和黛西害羞地
看了对方一眼，然后一齐举手说："我们。""好的，"
贝琳达答道，"说吧。"

"这是黛西，"蜜塔说，"她39岁，有三个孩子，一
个儿子、两个女儿，对吧，黛西？"黛西笑着点点头。"黛
西在八个月大的时候赢得了一场漂亮宝宝比赛，但是最不

可思议的是她曾经是一名健身爱好者！"黛西佯装严肃地举起自己的臂膀，摆出展示自己肱二头肌的姿势，这是健身的经典姿势。大家都赞赏地笑起来，紧张气氛被打破。

场所　　小组聚集的场所十分重要，一般而言是根据戏剧疗法的目的来定，但是有时候也不能满足这一要求。针对场所的最低要求如下：

- 私密的场所，必须带有窗帘，避免被他人观察；
- 不受任何可能的打扰；
- 温暖，但不热；
- 舒适，但不过于放松以至于患者都不愿意离开自己的椅子；
- 配备有足够每一位组员使用的立式椅子和垫子；
- 避免存在任何可能带来危险的障碍，或是阻碍活动的物品；
- 明亮但不太强的灯光。

案例：女子和窗户清洁工

一个由女性组成的小组正在训练自信。她们两人一组，寻思着商量一个剧本用以小组讨论。大家突然安静了下来，治疗师吃了一惊。窗户外面有个男子！这个房间在二楼，所以大家没想到外面会有人，没有人想到要告诉治疗师窗户清洁工来了。因为没有窗帘，她们感到自己完全被暴露了，所以停止了表演，转而坐下来聊天。治疗师鼓励她们描述一下自己的脆弱感，特别是被人观察的感受。接着，又鼓励她们继续进行这个阶段，并且强调这个环节是对自己的肯定。经过犹豫不决的讨论后，大家最终同意离开椅子。当窗户清洁工清理最后一扇窗户时，她们重新开始了即兴表演。这也许是一个小小的妥协，但是对于她们来说算是迈向勇气和自信的一大步。

边界设置　　治疗往往是让人明白活动、人和系统都是有限制的。让患者了解戏剧疗法小组的规则——什么时候开始幻想、什么时候重回现实，以及戏剧疗法的界限，包括物质、情感、时间边界，这样做可以使患者全心投入治疗过程。对上述内容必须明确定义并执行，以物质边界为例，需要包含如下内容：

- 在所有表演过程中使用一大块布或者毯子；
- 使用的场所用东西围起来，比如用绳子、卷带、彩带，或者绉绸；
- 摆放家具制造边界；
- 用椅子围个圆圈，并在该圈内进行表演；
- 如果使用一个戏剧工作室作为治疗场所，需保证场所不受其他小组或表演的干扰。

上述疗程或某一特定活动的物质边界和时间边界为情感边

界提供了必要的框架。

案例：彼得的吠叫比咬人更糟

小组的"舞台区域"由一根绳子放在地板上围成。彼得特别生他妈妈的气，因为他觉得妈妈试图操纵他的人生。在表达自己的情绪时，彼得表现出对母亲的暴力倾向。治疗师意识到潜在的危险，于是问彼得，他的怒气像什么。他说他的怒气像一只愤怒的狗，被铁链锁住，随时准备撕咬侵犯者。听到他的描述，治疗师建议他到"舞台"扮演自己的愤怒。彼得开始扮演那只被拴住的狗。他能感受到那股挫败感，正是它导致了自己的愤怒。于是，他要求把狗链解开，他一下子感到自己没那么愤怒了，因为他被释放了。当他回到小组的时候，他感觉自己把愤怒留在了那个"舞台区域"。之后，在台下回想自己的经历时，彼得将自己的挫败感、愤怒和三年前父亲的去世联系起来，对于父亲的去世他没有表现出足够的难过。父亲的突然离世，让他一直想遵从母亲的愿望。他否定自己的感受并想代替父亲的位置，以安慰母亲，希望母亲心里好受些。对彼得愤怒隐喻的探索帮助他找到自己愤怒的源头，也让他找到和自己母亲相处的方式，同时开始注意自身的需要。

案例：罗伯特有所领悟

一组年轻人在探索处理愤怒的方法。他们表演的场所是由椅子围成的一个圆圈。罗伯特正努力面对自己暴躁的父亲。突然，他大叫起来，"这有什么用，他根本不听我的。"接着，他突然扑向扮演他父亲的那位组员。治疗师立即介入，然后将他带出圆圈。罗伯特坐下后开始哭诉自己在家里时满腔的愤怒，而他的父亲根本无法理解他的挣扎和处境，他的哥哥因为严重盗窃罪入狱。罗伯特开始意识到父亲焦虑的源头是害怕自己像哥哥那样走上犯罪的道路。罗伯特带着自己的领悟回到了剧情中，他已经找到了另一种方式与父亲相处。

戏剧疗法可以激起强烈的情感，而对于此类反应也需要通过一些途径设置边界。大多数情况下，戏剧治疗师会确保疗程本身成为一个容纳患者情感反应的容器。单一的疗程是无法解决所有问题的，但组员可以在疗程内提出任何一个他们想要丢掉的困扰、问题。如果需要，可以将这些问题、感受隐喻性地储存到一个安全的地方，或是扔进垃圾箱。

案例：杰克拯救义愤

这是一个青少年小组，组员患有学习障碍。由于一个管理决议要将一部分娱乐空间用来存放家具，而另一个房间正在重新装修，他们对此决议感到很气愤。治疗师针对他们的这个愤怒开展了戏剧治疗活动，目的是让他们明白那只是一个暂时的处境。在疗程结束，他们决定将自己的所有愤怒扔出窗外，每位组员想象一个物品代表自己的愤怒，然后扔出窗外。桑德拉认为那样做还不够，她建议再泼一桶水把所有愤怒冲走。杰克犹豫着说，他或许还需要他的愤怒。于是，他们开始讨论有没有必要将所有的感觉处理掉，因为他们发现在某些场合正确地表达自己的愤怒是必要的。最终，戏剧治疗师建议大家保留足够的愤怒以备需要时使用。杰克立即就设计出了一幕，他想象自己将一把伞倒挂在窗台，用这把倒挂的伞来收集"有益的愤怒"。

形成工作关系

恰当地使用戏剧疗法中的游戏、活动、技巧，可使其成为治疗过程中的一部分。治疗过程促进患者的康复，而这个过程依赖患者与治疗师之间关系和疗程中的戏剧内容，正是这些内容的联结促使连贯思维、感觉和行动的综合产生。康复需要信任的环境，因此戏剧疗法的第一个目的就是在患者和治疗师及其他组员间建立信任。这个部分需要包容感和安全感的支撑，而二者又取决于可靠的个人和小组间的界限。

建立信任和团队凝聚力

信任的建立是戏剧疗法的首要任务。没有信任，就不可能有建设性的改变。戏剧疗法的媒介可以提供各种形式的练习以帮助建立小组内部的信任，但是其中存在一个矛盾。信任练习需要彼此间的信任才可以进行，包括对自己、戏剧治疗师和其他组员的信任。为了帮助大家建立互信关系，治疗师可以加入本阶段治疗过程中。此外，治疗师有责任密切观察活动中的小组，并确保没有人在此过程中受到伤害。

戏剧疗法中组员之间彼此的信任至关重要，它有助于形成对整个治疗有利的环境。各种形式的游戏和练习均可用以建立彼此间的信任和依赖。例如，在两人一组的练习中就需要彼此的信任和合作：二人背靠背坐在地板上，双臂扣住搭档的双臂，然后一起协力站起来。这项身体练习不仅促进彼此的信任，还会带来欢笑，并释放组员的压力和紧张的情绪。如果有必要，可以进行多个阶段的信任练习，辅之以各类互动游戏，这类游戏有助于营造一种气氛，而该种氛围有助于某些个人问题的解决。总而言之，患者只有对其他组员和治疗师产生信任，才可能获得安全感。

下面列举几例信任练习的方案：

- 小组成员全体站立，围成一个圈，双臂拉直，所有组员依次尽可能地向前倾，其他组员拉住他，保证其不摔倒；

- 小组集体坐在地板上，每人与旁边的组员手拉手，然后集体向后仰，直到躺下，这个过程中不能松开双手，然后，全体组员一起彼此支撑，坐起来；

- 所有小组成员彼此紧挨围成一个圆圈，其中一人进入圈内，闭上双眼，随后，其他组员依次从其身边经过；

- 两人一组，其中一人闭上眼睛，由其搭档带领着在房中行走，带路者对其搭档负责，并须照顾其避开所有障碍；

- 两人一组，两人合作变换不同的姿势，并协作找到新的平衡点，例如二人互相抓住对方的手臂，以此保证双方的平衡，同时双方各抬起自己的一条腿，并开始前后晃动。这个练习可以双腿替换反复进行；

- 将小组分为两队，每队都要设计一个场景来刺激对方的各个感官。家具、柱子等任何可以带给人听觉、嗅觉、触觉和视觉感受的物品都可使用。第一组首先带领第二组进入其设计场景，随后双方交换角色，由第二组带领。在此过程中有的感官刺激可能需要在看不见的情况下进行（例如：供组员触摸的物品有的需要藏在一个袋子里或被东西盖住，或者供组员闻的物品则被放在一个容器内，组员不能看见该物品），但这个活动需要在组员间彼此信任的基础上进行；

许多信任练习都要求参加者闭上双眼，这对某些患者来说比较困难，所以，我们需要特别照顾他们的感受，可以根据情况允许其睁开双眼，或者让其自愿选择睁眼还是闭眼。虽然，戏剧治疗师会要求大家在参加活动时闭上双眼，但他们常常不须加入到活动中，因为他们需要观察以保证每个组员不受伤害。然而，在上面提到的那些通过互相支持以保持平衡的活动中，戏剧治疗师需要带领大家投入到团结信任的练习，与此同时，也要时刻注意大家的安全。一些需要在身体上相互依靠的练习有助于建立组员间的凝聚力和个人最本真的信任，也给小组成员之间个人信息的交流和感受的分享提供了机会。

并不是每个人都有信心接受信任练习，但是在一些小组中很容易推进"敢"觉训练。需要特别注意的是，治疗师须确保每位患者都完全明白这些练习的目的，不能让患者有竞争和挑战的想法。

案例：琼放松后开始信任

琼是一个焦虑的人，最开始她很难信任小组里的其他人。在保持平衡的过程中，她紧紧地抓住旁边的人，并且在任何时段都不敢闭上自己的双眼。随后，她渐渐地学会"放松"，有一天在"盲人"练习中，她全程紧闭双眼完成了练习。活动时，两人一组，双方分别站在屋子两端。要求A闭上双眼根据B的指令往前移动，穿过椅子迷宫（由

椅子摆成的障碍），最后 B 与 A 会合，任务完成。琼完成
了这项练习后激动不已，并和搭档拥抱庆祝。她表示，她
从来没想过自己会信任任何人，但这个练习证明她自己完
全可以做到信任他人。

获得安全感

患者在整个戏剧疗法过程中的舒适感和安全感是他们获得
治疗效果的前提。无论患者类型和目标如何，戏剧疗法小组都
须营造一个安全的治疗环境，这一点至关重要。大多数人会在
进入新的小组（无论哪种类型）时感到不安，并且自己将要接
受治疗的事实也会让他们感到紧张。但是要消除一切恐惧是不
可能的，同时也不建议这么做。一定程度的紧张感有助于让人
保持警惕、保持头脑清醒及对治疗的兴趣，对初始阶段介绍性
因素的注意有助于小组内工作关系的形成。即便是在界限设置
成功，患者意识到何为可接受行为的情况下，个人安全感的获
得也十分重要。患者会在戏剧疗法的过程中感到脆弱，但是，
如果事前他们知道自己是在"安全场所"接受治疗，他们就不
太会焦虑。当下有许多方法可以帮助患者营造一个安全的场所，
建议如下：

每位患者需：

- 在脑海中刻画一个地方（现实和想象的地方均可），患

者可以在任何时候刻画出那个画面，并且以此获得安全感；

- 在房间内找出一个让他们感到安全的区域，此后他们随时都可以去那个区域寻找安全感；
- 创建一个想象中的地方，每个人在其中找到自己的空间，并且，这个地方是可以随时回去的。

整个小组（或者戏剧治疗师，或两者同时）可以：

- 在房间的一个角落设一个"洞穴"，患者可以进去获取安全感。

案例：吉尔踏上获取安全感的道路

一个戏剧疗法小组创建了一个在荒岛上的场景。当大家都在忙着移动椅子来建界限的时候，戏剧治疗师问大家：有哪几种方法可以离开这个荒岛。珍妮建议修一条在退潮时可以使用的小路。随着这个即兴表演的推进，吉尔变得不安，并且眼泪汪汪的。她发现了那条小路，离开了小岛，坐在那儿看了一会其他人表演。镇定下来后，她又回到即兴表演中。在这一阶段的疗程尾声，吉尔和大家分享了自己的感受。她所扮演的角色是一名受害者，被一群暴徒威胁，这让她想起自己一次参加足球赛的经历。当时人群气势汹汹，场面十分可怕。这个回忆让她很难受，于是她选择离开这个场景和角色。当她抽离出来，观察即兴表演时，她注意到其他人是如何应对恐惧的，甚至在看到组员扮演的小丑角色时还笑了，再次回到场景中，通过采取与之前完全不同的表演，她完全可以应对整个局面，吉尔感到通过退回到一个安全的地方观察他人，她获得了应对暴力的新方法，该方法也可在现实情况下使用。

结　构

此外，治疗师需要做的主要选择就是决定疗程的结构。戏剧疗法有三种主要形式，选取适合患者和问题解决的治疗方案是十分重要的。戏剧疗法的疗程如下：

- 完全无计划且自发的形式；
- 松散的结构，为自发性活动留下广阔的空间；
- 严格设置的结构，自发形式的活动只允许在给定的框架下进行。

虽然，自发性是戏剧疗法的基础，但是疗程不可能在完全空白的前提下进行。戏剧治疗师有必要制订一个总体行动方案。其实，除了上述方案，任一戏剧疗法的疗程都存在一个约定俗成的形式，该形式经过了反复的测试、使用。戏剧疗法疗程一般包含三个阶段：

1. 热身，在此阶段小组重新定位并准备进行表演（例如名字游戏，前面提到的信任练习，以及其他比较激烈的游戏，如"标签"游戏）；

2. **聚焦活动**，该阶段主要是集中注意力的活动，包含了任何戏剧体验（例如在即兴表演中扮演想象出来的角色）；

3. **终止**，该阶段主要用以帮助患者反思并回到现实（例如，设置一个仪式专门用于帮助组员从所扮演的角色中脱离出来，摆脱戏中角色的特点，并重拾在疗程中放置一边的自己的特征、个性）。

无计划、自发性的疗程　在一个无计划的疗程中，患者进入戏剧治疗空间后，可以使用任一道具独自活动，也可以在患者之间互相交流，一直到产生主题，或是产生自发性的场景。戏剧治疗师在此过程中扮演协调者和引导者的角色，紧跟患者的想法，有时候甚至亲自投入表演。

案例：重返校园

　　一个被安置在戒瘾单位的小组，在参加完一个紧张的社区会议后直接进入了戏剧疗法室。汉娜捡了一个球，并扔给了琼，琼拿到球后满屋子跑着玩球，汉娜紧追不舍，最后重新将球抢到手。其他人看到后也加入到玩球的行列，很快他们就分成了两队，玩起了"传球"游戏。他们玩得大汗淋漓，直到有人说："这地方真像是一个学校的操场啊！"接着整个小组就开始自发地进行房间改造，划分出了网球场、教室和校门。他们开始像玩耍中的孩子一样，有的人玩球，其他人在比赛跳跃和跑步。琼开始逗汉娜，说道："你抓不到我，你太肥啦！"她俩立马就吵起来，有的人也跟着起哄，另外一个组员玛莎扮演起老师的角色，稳定了局面，并要求所有吵架的人午餐时间不许离开教室，并且每人写一百遍"我不能争吵打闹"。在此刻，汉娜（还在角色中）哭了起来，说她要回家看生病的妈妈。接着进入午餐这一幕，汉娜离开教室回家，心里明白还有更多的麻烦等着自己。她将自己从场景中分离出来，并在那儿观看其他组员在教室的场景中表演。疗程结束后，小组成员脱离角色，并开始分享各自的感受。汉娜又哭了起来，并开始讲述青少年时期的一次怀孕。她害怕对任何人提起这件事，更糟糕的是她开始长胖，朋友们也嘲笑她。其他组员都来安慰她，并达成协议对此问题进行进一步的治疗。所有组员都认同回归童年这个过程帮助他们做了一次"情感宣泄"，特别是经历了之前紧张的小组会议。随后，他们将当前有着严密制度的戒瘾单位比作自己的校园，这个过程中需要外界的帮助，即外界控制力，共同帮助他们克服成瘾行为。这个疗程在个人和小组的共同努力下完成。

松散的结构，为自发性活动留下了广阔的空间　　如果事先有特别的事件发生，这一形式就可以由治疗师提前准备。或者，可在疗程开始后让大家交流上次见面后的见闻，说出目前比较重要的感情或事件，据此确立探索主题，重新构建活动小组。治疗师可以介绍一个结构，在疗程中听取组员意见，并将其编入疗程中。小组也可以自行决定主题和结构。

案例：与时间、空间合作的学生

一组学生正在分享上一周的经历，并在讨论中产生了两个议题，但是他们发现很难决定选取哪一个作为当日主题。于是，治疗师建议他们分成两组，每个小组分别选取自己的议题。一个小组在工作和学习中都深感压力，因此他们选择了时间作为主题。治疗师建议该组先造一个钟，于是，他们开始合作，组成了钟面，然后是数字、指针、报时和闹铃。每个人都对自己所处的位置做一个陈述，以此来表达自己的感受。"指针"表示他们移动不够快，"数字"则抱怨自己一直都待在那儿，没有活动，"报时"觉得自己的声音太小，大家都没听到，而扮演"闹铃"的组员则表示自己在这个"钟"里占据着主导地位。在对这次"塑造"进行讨论之后，每个人找到自己的专属空间，接着自己设计一套动作，然后，由自己小组里的其他组员观看表演。

在前一次疗程中，由于他们经常使用的那个工作室需要进行检修，所以整个小组被调到了另一个房间，小组成员们因此感到不自在。第二小组也感到困扰，于是决定探究空间问题。他们开始自发地在房间内移动，起初互相避免肢体接触，然后慢慢开始互相接触，通过眼神、话语交流，然后整个小组聚在一起分享自己当前的感受，大家感到脑子被塞得满满的。他们决定即兴表演一幕戏，这幕戏描述的是一群非法占地者被"清理"的情形。简扮演的是一个弱者，一直在抱怨当前的情形，但又感到无能为力。罗德扮演政治规划者，皮特扮演的角色试图和驱逐人员协商，二人扮演的角色发生了冲突。波利和麦克扮演警察和住房经理。非法占地者开始想要通过"静坐"来解决这个问题，但是在与驱逐人员发生了肢体冲突之后，他们最终不得不离开。该小组后面又重复表演了这幕戏，但这一次，罗德扮演了一个调停者。在接下来的讨论中，他们发现调解比反抗更有效，并将这个想法和自己当前的处境联系了起来。他们最后决定和课程指导老师申请更好的配置，并为整个小组争取更多的放松时间。

当疗程结束，整个小组聚在一起的时候，他们发现，两个小组的主题是一致的——都是在解决个人时间和空间上的问题。

结构紧凑的疗程　　结构紧凑的疗程可以让戏剧治疗师有一定程度的掌控（并且患者在这个掌控中可以获取固有的安全感），这在某种情况下，针对特定的患者时是可取的，也是必要的。建立结构紧凑的疗程有三个方面的原因：

- 患者无法自己完成这一任务，比如患有痴呆症和学习障碍的患者；
- 需要一定形式的约束，例如面对的是有行为障碍的人群；
- 患者需解决某一具体问题。

案例：从标签游戏到沟通

来自病房的一群年轻人组成一个小组，因为工作时间的变动导致他们看电视的时间减少，他们对此极其不满，内心充满了反抗情绪。他们在戏剧治疗小组表达自己的愤怒和不满，并抱怨工作人员把他们像小孩一样对待。他们对病房工作人员的第一反应也是具有攻击性的。在对该状况进行分析后，戏剧治疗师设计了一个疗程，尝试采取其他方法解决问题。

热身活动选取的是充满活力的标签游戏。一个人扮演"它"，当这个人摸到任何人，那个人就得站住不动，并保持双腿叉开的姿势，只有当另外的组员跑过来从他胯下爬过去，他才可以重新活动。这个活动需要跑动，消耗能量，正好能将他们刚来时携带的愤怒给发泄掉。第一个活动仍然是身体运动，但是没有那么剧烈。小组围成一个圈，脸朝里站着。一个叫艾岚的人拿着个沙包在圈外跑，然后，将沙包丢在布莱恩身后，布莱恩发现后，开始追他。谁先跑到小组的空缺处，谁就获胜。接着，其他人拿着沙包重复这个游戏。随后，可以加入第二个沙包、第三个沙包，到时就会出现三对人同时追逐的场面。

下一个环节是两人一组进行拔河游戏。根据小组成员大致的身高和体重进行分组，在房间中间画一条线，然后开始比赛，每个人都试图将对方拉到自己这一边。

最后，活动停止，所有组员坐在一起分享到目前为止自己的感受。约翰说，他在疗程开始的时候，心里很想和护理人员打一架。而道格拉斯说，他想和护理人员比赛拔河，因为他觉得自己肯定能赢。麦克则说自己在参加了这么多活动后没有那么多暴力的想法了。其他人也表示赞同，他们感到没有那么生气了，可是对时间变动这件事还是有不满的情绪。

这时，戏剧治疗师建议大家玩一个沟通游戏。约翰离开房间，并说出自己想要其他组员做的一件事——要求他们把一张桌子从房间一头移到另一头。而其他组员可以要求他完成一件事——去打开一扇指定的窗户。当他回来之后，他开始和其他组员沟通如何移桌子。他叫道格拉斯和麦克向着桌子走六步，他们同意，但前提是约翰向左移六步。每次沟通都使他们距离设定的目标更近了一步，直到最后，约翰到达了那扇窗户，在其他人要求他打开窗户之前，桌子已经移到指定的位置。该小组特别喜欢这个练习，他们很享受这个过程中的竞争，于是又换不同的组员接着玩了几次。

大家对这个游戏进行讨论之后，治疗师将小组分成两人一组，要求大家讨论如何与病房工作人员沟通新规定，而且作为一个小组，大家可以为新时间安排的修改做些什么。接下来大家开始角色扮演，每个人都展示了自己会如何与病房工作人员沟通。

一旦戏剧疗法契约的本质被接受，并且患者和戏剧治疗师开始彼此了解，小组内也建立了信任关系，那么该小组就已经准备好正式进入戏剧疗法阶段了。

4. 开始戏剧疗程

通常每个戏剧疗法小组都会采取一种特定的模式。一般以热身开始，是采取简单还是复杂的形式则由小组的需要和意图决定。然后进入表演阶段，也是整个疗程的实际组成部分，而这一阶段会以各类形式、采取多种技术进行。最后，戏剧完成时有一个结束阶段，主要用来帮助患者脱离角色，回到现实，也作为一个疗程的终结。这几个阶段的持续时间根据小组的情况而定。一个新的小组和成熟的小组相比，他们花在热身阶段的时间可能会更长。个别激烈的表演或许需要更长的时间来脱离角色，或者终结疗程。一般情况下，疗程的模式都是一样的。当戏剧疗法有特定重点的时候（例如：社交技能训练、怀旧治疗），情况尤其如此，虽然后面表演阶段的着重点很可能与热身阶段雷同。

热　身

戏剧治疗一般以热身开始，这一过程可以帮助治疗师和每

个小组成员将注意力放在整个疗程上，并在心理和生理上做好
准备迎接下面的戏剧治疗阶段。热身可以各类形式进行，并且
是多功能的。卡塔纳克（1994a：37）认为热身阶段即准备阶段，
"让情绪、注意力和主题都为接下来的疗程整装待发"。在热
身阶段还会介绍戏剧的工具。琼斯（1996：19）指出戏剧疗法
的热身可以专注一个或多个主要领域：

- 身心准备：包括身体协调性、专注力和肢体语言；
- 与他人协作：例如与他人一起的身体活动，以及与他人
  在情感上协作；
- 材料的使用：使用真的物品，或在想象中使用，并将自
  己的感觉投射到材料里；
- 议题：包括小组和个人话题。

热身可以很简单的形式进行，比如按顺序传接力棒，随后
分享自己当时的感受（打个比方）。也可采取充满活力的游戏，
简单做身体上的热身运动。也许因为"贴标签"、追逐与童年
游戏之间的联系，这类游戏很受欢迎。

赶走忧虑

一个由医院工作人员构成的培训小组每周结束戏剧疗法训
练课程后立即见面。最开始，有人建议做点激烈的热身运动，
因为房间里很冷。接下来他们玩了"贴标签"游戏，这个游戏

热闹活泼，而且大家都喜欢。由于在结束一天工作的时候房间总是很冷，因此在开始的时候做些有活力的儿童游戏成了惯例。参加者都在这个游戏过程中丢掉了工作的思绪和烦恼，在专注当前的同时重新调整自己的想法，从而以清晰的头脑投入表演。

所以，戏剧疗法的热身可以帮助组员获得如下机会：

1. 帮助他们互相了解，并向整个小组介绍自己；

2. 在身体上做好准备以迎接任何激烈的活动；

3. 专注自己的身体；

4. 唤醒潜在的想象力和创造力。

热身环节也给戏剧治疗师提供了向组员介绍戏剧要素的机会，这些要素可能在热身阶段或是在接下来的阶段发挥作用。

引导性热身

引导性热身主要用作"破冰"，可以帮助小组内关系的建立，确定每个人在组内的位置。一般说来，每个戏剧疗法疗程都会以一个或多个热身活动作为开场。这主要是为了帮助缓解部分参加者的紧张感，并将注意力集中到治疗环境上。一提到热身，人们就会把它和身体运动联系在一起，但是在戏剧疗法中，热身包括身体热身和思想、精神热身。而且，热身并不仅仅是个人的热身活动，它是小组组员之间的互动（通过热身成为小组的一部分），同时熟悉工作场所。不同的小组对热身抱有不同的态度。有的小组喜欢每次用新奇的方式热身，而有的小组喜欢重复进行同样的活动，这让他们有安全感。所以，需要给疗程设定一个仪式性的开始，这样的仪式或老规矩有助于团体认同和团体目标的形成。

案例：沙包热身游戏

该小组主要由一群长期受精神健康问题困扰的人员组成，他们愉快地玩着丢沙包的游戏，一边掷沙包一边喊出对方的名字。起初这一游戏是为了建立身份认同，后来成为该小组重要的开场活动。在小组共同进行了十周的治疗之后，组员仍要求玩这个"叫名字"游戏，这使该游戏扮演了仪式性的角色，让参与者获得取了安全感。

热身之所以有引入的作用，是因为它为整个疗程主题的确定做足了铺垫。例如拔河比赛，不论个人还是团体赛都可以在达到身体热身目的的同时，为"冲突"这一主题营造氛围。在开始进入疗程时，让小组和个人做好准备是至关重要的。热身旨在唤醒或激发小组的活力以保证其能进入疗程，因此热身应该在介绍特定的主题之前进行。热身旨在帮助患者为接下来的表演做好准备，热身也可能是计划的一部分。也就是说，戏剧治疗师可能在心中已经想好了一个主题，然后再选取一个或多个合适的热身活动为进入该主题做准备，或者自然地过渡到另一个戏剧活动。例如玩足球会唤起人们对校园暴力的记忆，从而进入这一主题的即兴表演。治疗师会意识到这些潜在信息，在合适的情况下会跟着小组的活动进行，并鼓励其进一步发展。

身体热身

有时，戏剧疗法小组需要进行热身，这样做有好处。这也许看起来只是从字面上理解，但是身体热身能提高个人的能量等级和身体的活跃程度，为疗程的主要部分做好准备。身体热身可以帮助组员们放松思想，将其从众多不必要的想法和感受中释放出来。身体热身后面可以接一系列游戏或者锻炼，来扩展主题。身体热身包括儿时的游戏，还会用到设备，有的身体热身的目的是创造某种表演。

儿时游戏热身

- 贴标签游戏；简单的追逐游戏，一个人作为"追逐者"抓其他人，直到碰到某人为止，这个被碰到的人代替之前那个人成为"追逐者"，如此反复。

- 祖母的步伐；选一个人当"祖母"站在前面，剩下的人在他身后，这些人需要在他身后缓慢的移动，目标是到达终点线。而"祖母"可以随时转身，只要在"祖母"转身时发现任何人还在动，那个人就需要回到起点重新开始。

- 离地触碰；贴标签游戏的变体，即选一个人来当"追逐者"跑着抓其他组员，但是他们可以选择站到椅子、台阶，或者任何指定的物件上躲避追逐。

- 音乐座椅、音乐高地；组员和着音乐在房间里走，一旦音乐停止，他们就得找到一个椅子坐下，没有找到的人就被淘汰出局。椅子的数量会逐渐减少以增加游戏难度，最后留下来的人获胜。还有一个类似的游戏，音乐一停就坐到地上或凸起物上，最后一个坐下的人出局。

- "饿狼先生，几点了？"；一个人背对着其他人站着，他们要唱"饿狼先生，几点了？"，扮演"饿狼"的组员会背对着大家回答几次，但是当他说"晚餐时间"的时候，他们就得马上逃开，"饿狼"要试图抓住他们。

- 跟随领袖；一个人在房间里绕着走，其余的人跟在后面复制"领袖"的动作。

带器械热身

游戏可以是简单的传递物品，也可以是竞争性的游戏。而对于是否在游戏中鼓励竞争则要根据小组和主题的具体情况而定。例如，如果治疗小组的主题是坚持自我，那么是可以鼓励竞争的。但是，如果主题是合作的话，就不宜鼓励竞争。使用任何设备就需要小心仔细并预先考虑。有些患者害怕受到伤害，而有些人则想利用自己的身体优势做出危险动作。脑袋撞到硬球上就有潜在的危险。如果游戏太过激烈，上年纪或行动不便的患者容易跌倒，受到伤害。将上述细节均考虑在内后，戏剧疗法中有可能选取的带器械的热身活动包括：

- 众人围成一圈逐一传递一个球或沙包（这可以和名字游戏组合着进行，参看前文）；
- 以团队为单位转一个铁环，每人轮流在铁环倒地前抓住它；
- 团队游戏：传球、传沙包；
- 两人一组，单手丢、接球；
- 众人围成一圈掷球，一旦有人没接住，就接受惩罚，比如只能用单手，或者只能单脚站立等；
- 分两排面对面坐着，互相拍气球，但不得离开座位；
- 团队游戏，所有人站立传球，努力不让球掉地上。

简单的热身活动来创造表演

除了儿时的游戏和使用简单的器械（包括球、沙包、铁环等）外，戏剧治疗师还有其他热身活动可供选择：

- 折返跑，在折返之前需要触摸到某件物品，或者是房间本身的一些物件（如窗户、门、椅子、窗帘等）。还可以去寻找一些有特点的事物，如红色的东西，绿色的或者黄色的物件，触摸之后折返；
- 跟着一名指定的组员在房间内跑，比如触摸四件物品然后返回起点；
- 大家手拉手站成一条线，由一名组员带领着在房间内以特定的节奏行走。并且，每一位组员轮流改变行走节奏。

心理和想象热身

热身活动中，专注于心理热身的目标有以下几个：

- 使组员作好智力活动的准备，如决策；
- 刺激大家思考，以产生创造力；
- 将注意力转移到即将讨论的话题上。

和身体热身运动一样，戏剧治疗师有大量的热身活动可供选择。治疗师根据他们的经验和专业素养，在综合考虑小组情

况、时间、地点等具体情况下选择合适的热身活动。下面列举
几项活动：

1. 所有组员围坐一圈传递一块布或一条丝巾。每个人拿到
   这块布或丝巾的时候，须向其他组员介绍或者展示它在
   他的想象中变成了什么，例如它可以变成一顶帽子、一
   张桌布、狮子的尾巴，甚至可以是大象的鼻子；

2. 邀请所有组员在脑海里想象一朵花，游戏开始，第一位
   组员开始给自己的花命名，接着第二位组员须先重复前
   者的花名，然后再给自己的花命名，第三名须重复前两
   者的花名，再给自己的花取名，以此类推，到最后一位
   的时候，他得记忆一长串名字；

3. 每位组员针对当天的主题发言，例如当天的主题是"感
   官"，大家都可以说出自己想再次感受的某种气味或者
   图像。

情感热身

如标题所示，有许多热身技巧用以帮助参加者体验自己的
感情变化，也可以鼓励他们注意某个情感反应。这类热身可以
增加参加者的情绪类型，并且情感热身还可用以发掘组员对某
些事情或记忆的特殊情感。活动包括让组员：

• 给曾经惹你生气的人写一封假想的信，以达到自省和激

发与当日主题相关感觉的目的。

- 想一想你会对一个久未谋面的人说些什么？
- 成为一本书或者一部戏里的一个角色，并仔细思考该角色的经历，他在剧中扮演的部分，以及和其他角色的关系。在这个角色的个性中可以看到多少自己的影子？
- 利用其他组员来制作一幅画，可以模仿真正存在的画作或照片，也可以完全是凭空想象出来的。然后，创作这幅画的人会问大家画中的人物有没有让他们想到谁？如果有想到一个人，那么你想对他说什么？
- 想象自己在炎炎夏日的树荫下躺着，你最想谁现在和你一起？为什么？
- 想一个剧中或书中他们最想扮演的角色。那个角色为什么吸引他？

有时候想象力热身会引出更多的实际行动，例如：

案例：迷人的乔

一个戏剧疗法小组在讨论莎士比亚的《暴风雨》，并即兴表演其中几幕戏。接下来，治疗师要求参加者回想这部剧，并专注在某一角色上。乔发现普洛斯彼罗[1]

---

1 普洛斯彼罗是莎士比亚戏剧《暴风雨》（The Tempest）中的男主角，一名合法的米兰公爵。在一次出海的时候，被其兄安东尼奥篡夺权位而陷害，普洛斯彼罗与其小女儿米兰达掉落海中，却漂流到一处岛上幸免于难。他在岛上学会了魔法，保护女儿并控制其他敌人，成为了怪物卡立本和精灵艾瑞尔的主人。

（Prospero）的巫术和魔咒十分吸引人，于是也想表演魔咒。当被问及原因时，她说想对父母施魔咒，因为他们不理解她。这就说明了她需要改善和父母的关系。在接下来的疗程里，乔从戏剧心理学的角度看待人与人之间的关系，并重新认识了自己的父母。

在这个实例中，乔通过热身活动联想到了自己和父母的关系问题。在戏剧治疗师（同时也是经过培训的心理剧作家）的帮助和小组成员的支持下，她继续通过特定的方式（也就是心理疗法——心理剧）来探索这一关系。心理剧是一种表演性心理治疗方法，与戏剧治疗相关，因为它也用到了表演和角色这两个要素。（参看 Wilkins，1999）。

虽然，情感热身经常用来为该阶段的治疗提供材料，但有时热身结束就立即展开治疗是不合适的。例如，当没有足够的时间来深入探讨某个问题时，完全可以将这一问题顺延到下一次。按照患者自身的进度展开治疗很重要，必要时可延缓治疗进度，直到患者准备好为止。任何强迫患者，使之不情愿地探讨问题的意图都是违反治疗的做法，也是不道德的行为。

5. 戏剧疗法的应用

戏剧疗法中，热身是进入"表演"阶段的序幕，而表演则有多种类型和规模。表演可能包括一个或多个精心安排的练习，每个练习都有特定的目标；可能是讲故事；也可能是即兴表演某部戏剧的一部分。每次的主题通常从每次的热身活动中产生，有时候也可能是任一事件。下面对表演阶段在戏剧疗法中的应用功能，及适应某些特定目标的例子进行说明。

互 动

和其他心理疗法小组所采用的方法一样，戏剧疗法也需要小组内彼此间的凝聚力和最基本的信任，来保证高效率地完成治疗。没有这个基础，小组就缺少必要的互动，进而戏剧疗法的各项技巧和结构都无法发挥作用。因此，治疗师在开展戏剧疗法之前须做好的第一项工作就是促进和调和组员之间的关系。例如，小组成员间互相不认识、互相不了解，或者有一段时间没见面，这种情况下，就需要开展某些形式的自我介绍或"破冰"活动，也需要帮助组员专注在疗程和当前的任务上。戏剧治疗师可以采取以下几种方式来帮助参与者互相"碰面"，每位参与者应该：

- 在房间里走来走去，但只注意自己的动作和风格，不用管其他人。随后，慢慢地开始关注他人，但不需要互动。接着和其他组员打招呼，但不能说话。接下来可以和经过的人说话。这一活动可以持续到小组内每一个人都互相见面互动才结束。治疗师可以根据完成效果削减活动时间。

- 找一位搭档告诉他自己是如何一步步接受治疗的，但是，如果这个故事的观点和整个疗程的主题不符，也可以选取其他日常事务，比如早上起床的例行步骤。

- 用不同方式和房间里的每个人打招呼。例如，可以用不同的动作和姿势：鞠躬或挥手，不同的语调，高低不同的声音，羞涩的耳语或高兴地大喊或治疗师和任一组员推荐的其他任何没有威胁性的安全动作。

- 两人一组，轮流向搭档描述对方熟知的地方，那个地方可能曾有过搭档愉快的回忆或者环境很舒适能给人一种安全感。随后所有人都闭上眼睛（如果可以），想象自己进入搭档的环境，想象自己正在里面，感受那里的质地、味道、声音等。

- 找一位彼此不甚了解的搭档，与他分享自己的人生故事，这个故事里面有一些内容是假的。搭档可以猜出故事的真假吗？

团队凝聚力

互动和练习会产生团队凝聚力，由此可以促进组员间的联系和彼此信任。只有当小组有了认同感，开始有了"我们"这个概念的时候，戏剧疗法才算是真正开始。因此，有时有必要拓展活动的范围，比如将目标原本是加强小组交流的练习，拓展到注重小组凝聚力的活动，一直到可以进入戏剧疗法为止。下面介绍一些有助于团队精神的建立或对后面的即兴表演有帮助的活动：

1. 整个小组成为一个造船团队，利用房间里的家具和器械造一艘可以在房间里移动的船。大家一起计划整个工作，在这个过程中，小组内就产生了分工，出现了经理、工头、技术工人、劳工等角色。根据各自的角色，小组共同完成这个计划。

2. 小组成员扮演失事船只的海员，大家一起建居所，互相照顾，一起找食物和制订回家的计划。

3. 小组扮演一个没带领人的交响乐团。一个人选一种乐器，随后，所有人都假装演奏这一种乐器。不用选出一名领导者，也没有讨论，大家轮流演奏一遍乐器。这个游戏需要参加者关注到每一位组员，只有这样才可以合作完成整个游戏。

4. 所有组员手拉手站成一排，第一个人成为领袖，带领大家在房间中走，并避开障碍物。随后，领袖进入到组员中间，从组员手臂下穿行，最后，所有人形成一个结。组员们需要商量如何在不松手的情况下解开这个结。

培养团队精神

一群见习护士因为管理变动（为强化等级制）而感到困扰，他们选择向一个戏剧疗法小组寻求帮助。戏剧治疗师建议将主题定为团队工作，于是他们决定造一艘船。第一次即兴表演时，整个团队就形成了严格的等级，根据每个人的地位安排工作。他们非常迅速地利用演播室里的家具和道具造了一艘船。接着，治疗师建议大家再造一艘船，但这次以个人为单位，根据自己的想法来造船。结果是一团混乱，有的人把别人建好的部分又拆了，有的为争夺东西吵了起来，有的则花了很长时间统一观点。最终，该治疗小组组员能以全新的视角来看待问题，特别是他们在护士等级体系中扮演的角色。

虽然用来促进小组互动和凝聚力的活动在戏剧疗法工作的初期发挥着主要作用，但在疗程后期也有必要回到这一主题。例如，如果小组内存在分歧就需要开展一个关于合作互助的活动，以此来提醒组员团队协作的作用。患者也会从这个过程中明白他们不是在孤军奋战，而是属于一个团队，并且有团队认同感。因此，恰当地转入特定的问题是有帮助的，如社交和协商技能，并通过戏剧疗法来解释这类技能。

沟　通

良好的沟通技能是社会生存的基本组成部分。正如儿童在玩耍中学习沟通（参见 Cattanach，1994a：31；1994b：140），当然，这也是人一生中有意义的一课，因此，戏剧疗法通过相似的戏剧表演提供类似的学习。这可以帮助实现戏剧疗法小组的功能和目的，组员也可以将其更广泛地运用到生活的其他领域中。卡塔纳克（1994b：140）指出沟通涉及接受和拒绝他人的观点。这个过程中还可以学到重要的一课，即如何处理定位。沟通还可以让人学习妥协和达成有效共识。在善于沟通的戏剧治疗小组内，个人的情绪和认知机制与他们内在的创造性产生互动，随后又与整个小组的活力互动。正是这类互动存在，整个小组作为一个整体的创造潜能就出现了。以下是几个例子，主要介绍如何向戏剧疗法小组提供沟通经验：

1. 两人一组，一个人扮演房主正带着另一位组员扮演的买房者看房，房主并非真心卖房，但是买主却是很急切地想要购房。两位互相沟通着，扮演特定角色，买家试图说服房主卖房，而房主则一直反抗，并意图劝阻买主买房。

2. 把小组分成两队。一对组员扮演成一个在海边野餐的家庭，另一队扮演一群学生，正闹哄哄地庆祝考试中取得了好成绩。两队人在沙滩上相遇，随后的相遇是即兴表演。

3. 两人一组，一位是园丁正在花园里点篝火，另一位组员扮演他的邻居，正在抱怨篝火的烟雾和粉尘飘到他的花园。在随后的即兴表演中，二人分别阐述自己的观点。

沟通练习的意义在于真实经历和事后反思。通常，在会话结束时会有较长的讨论时间，在这个时段组员可以表达自己对事件的新想法，并选几种协商沟通的方法练习一下，还可以对下一次会话可加入的新沟通技能提出自己的意见。

社交技能训练

在一些背景下，戏剧疗法的表演阶段不太注重促进参与者情感和精神状态的积极改变，而把重点放在对行为和技能的获取上。例如，长时间接受心理治疗的患者，住院治疗和其他未曾成功与他人接触的患者都会从社交技能的训练中获益。而戏剧正好包括一系列社会化的属性，因此，戏剧是出色的训练媒介。社交技能课程一般从很基础的方面开始，比如学习在与人聊天时的眼神交流。根据组员的需求和具体能力，小组开展不同难度的社交技能训练，通过在困境中的角色扮演，有效提高组员的口头交际能力。无论采用哪种难度的训练，游戏在表演中都是学习的方式，同时也是戏剧疗法的精髓。带有社交技能功能的游戏如下：

- 所有组员站成一个圆圈，其中一个人需要选一个人互换位置，但不能说话，只能向对方眨眼睛，对方收到信息之后就可以和他互换位置，换位置后接着与另一位组员通过"眨眼"换位。

- 所有组员站成一个圆圈，每个人只能通过眼神交流为自己找到搭档，然后两两成为一组，而谈话中心是互相夸赞。二人要互相评价对方。例如，一位说："我喜欢你的裙子"。他的搭档合适的回答应该是，"谢谢，我喜

欢你的发型"。如果觉得合适,这个对话可以一直持续
下去。训练可以延长,直到每个组员都换了搭档并收到
足够的称赞为止。

- 两人一组扮演在公园长椅上坐着的两个人。其中一个角
  色刚从嘈杂的办公室逃出来,想静一静。另一位则是一
  个孤独的人,试图找个同伴。他们会如何处理自己的个
  人需求呢?

为消化巩固上面学过的或是其他相似的练习,组员可以先
两人一组进行讨论,随后整个组一起讨论。例如,他们可以通
过谈话艺术,将学过的眼神交流、观察他人和仔细聆听技巧复
习思考一遍。

提高对周围环境意识的训练

一些患者由于长期住院或在家接受护理导致人际关系受
到限制,最终造成其在人际关系方面出现问题。对于另外一些
人来说,和世界简单的接触也是很困难的,这种情况也许是由
于天生的缺陷或损伤、意外事故、体弱多病或者衰老等诸多原
因造成。戏剧疗法的基本原理就是通过表演学习,而戏剧表演
是一个理想的选择,通过该疗法可以加强患者对周遭环境的
认识。

　　只需要进行几项简单的戏剧疗法活动，就可以促进人对周遭环境的认识，也可以通过使用人的感官来提高每日的生活意识，如触觉、嗅觉和视觉等。现实导向训练有助于提高意识的敏感度，而怀旧疗法不仅有助于记忆恢复，还有助于患者接受衰老、往事和当下。身体热身运动对关节有利。但无论何种训练都有助于解决各类问题，比如老年人、长期居家或者日托接受护理的患者，长期受记忆问题折磨或有严重学习障碍的患者，容易迷茫或者听天由命的患者。下面介绍的练习适合此类患者，但因为戏剧疗法的多功能和多层面特点，这些练习也可以用作热身活动。当然，也可以用于其他目的，如促进警觉意识及对工作环境的熟悉程度。

- 治疗师鼓励所有组员在房间里行走，凡遇到什么物件就要去摸一下，墙壁、家具或任何房间内物品均可。每个人尽量多地触摸各种物品，并反馈对它的感觉。哪一个感觉最好？哪一个感觉最坏？结束触摸阶段后，每位组员都须向搭档分享自己的感受。

- 所有组员在房间内行走，遇到的任何物品都需要弄出声响，如拍、刮或击打。选取发出声音最好听的物品，击打出自己的节奏。然后，每位组员与另外两人合奏一曲。

- 治疗师鼓励组员学习观察房间的角度和形状，随后，两至三人一组合作，用身体重构刚刚观察的角度和形状。

- 要求组员数一数房间里的颜色并说出具体的色彩，可能还须分享自己最喜欢的是哪一种颜色。

上述的每一个练习都要求组员对自己所处环境的事物进行接触和了解，这有助于患者形成自我意识和总体幸福感。

案例：李莉的窗帘

长期住院的患者组成了一个戏剧疗法小组，在热身练习阶段，戏剧治疗师要求他们去触摸红色、蓝色和绿色的物品，然后回到原位。戴着齐默式助行架[1]的李莉最后一个回到自己的椅子。当她回到原位的时候，她对自己走得那么远感到很满意，并说："我在这个病房待了三年了，但是，我从来不知道这窗帘这么漂亮，上面有那么可爱的玫瑰，红色的、粉红色的都有。"

治疗师的鼓励，无论是多么微小的举动，对于李莉来说，都扩大了她对世界的认识。李莉从消极的状态中醒来，发现自己的身体并没有像想象中那么受到限制，并开始注意到即使在狭小的病房里也有那么美好的东西可以去发现和享受。这种认识加上她日后在戏剧治疗小组中的经历丰富了她的日常生活。

---

1 一种助行架，主要用于上肢功能完善而且下肢功能损伤较轻的患者。可以保持立位身体平衡、支撑体重、训练行走、增强肌力。

强调感官的练习

我们对于五种感官所发出的信息给予不同的注意力，将注意力更直接地集中在一个或多个感官上，而这些感官所反映的正是周围环境，这从很多方面来说都很有价值。在戏剧疗法中，专注感官输入是对组员进行的最基本的练习，可以让他们专注于当下。这对每个人意识的扩大或增强都有或多或少的帮助，特别是对那些想逃离现在所处环境和周围人群的人有显著效果。并且，这类涉及看、闻、听、尝、摸五种感官的游戏和练习都很有趣味性，正是这种特性有助于促进团队凝聚力。戏剧疗法练习中鼓励参加者专注感官的例子如：

- 戏剧治疗师要求组员闭上眼睛认真听房间里的声音，并一一识别。接着，所有组员开始听房间外但还在所处的那栋楼内的声音。然后，又将注意力移出那栋楼，开始听外面的声音。除其他方面的价值外，这项练习可以有效扩大参加者的区域意识；

- 治疗师拿出一个装满各类物品的袋子，这些东西摸起来很有意思（如一块丝绸、一把豆子、一些砂纸、坚果、螺丝钉等）。所有参加者围坐成一个圈，开始传那个袋子，每当拿到袋子，就把手伸进去触摸并识别一件物品，然后还要分享触摸的感觉；

- 治疗师准备好一批罐子，里面的东西带有不同的气味。组员们通过气味来辨别罐子装的是什么。气味也许是最能唤起回忆的，常常会和某个事物产生联系。如果有充裕的时间，条件也合适，可以鼓励组员分享由某个气味而联想到的故事，这也可以作为该项练习的补充。
- 两人一组，互相观察对方的衣着。然后，背对彼此改变自己部分衣着，接着再次观察，说出对方在哪些地方进行了改动。该练习不仅注重视觉感受，还有助于组员间的沟通互动；
- 治疗师邀请患者想一处自己熟悉的地方，然后要求他们记住其中所有的颜色。治疗师拿出准备好的纸笔和其他美术材料，鼓励患者用刚刚记住的那些颜色画道彩虹；
- 治疗师向组员展示一张图片并向他们提问，"你们看到了什么？"然后，鼓励组员表达自己的观点，喜欢或者不喜欢这幅图片的哪一方面。

戏剧疗法功能多样，上述例子证明了这一点。虽然这些练习的关注点都在感官上，但也涉及其他方面。例如，有的练习就对沟通和表达能力有帮助，有的练习对记忆力有帮助，也有的既有趣味性，又包含了上述所有益处。

戏剧疗法与老人

戏剧疗法在帮助老人解决问题方面也起着重要的作用，包括现实导向和怀旧疗法（参看下文）。兰格利夫妇（Langley and Langley）（1983：39-53）对这一主题进行了广泛的探讨，并介绍了各类合适的戏剧活动。拉哈德（Lahad）（参看 Jennings，1984：181-182）强调急需戏剧治疗师针对老年人开展工作。根据他的经验，有老年组员的小组更容易获得成功的治疗效果。米切尔（1994：42-44）记录了他对老年人使用戏剧疗法的经历，并论证了自己工作的成效。

现实导向

记忆力差或由于生病而思维混乱的患者，往往令其进入"现实导向"治疗。治疗师反复给患者提醒现在的时间、地点等信息，以此来帮助患者将自己的思维固定在现实中。因此，为了帮助这类人群（常常是老年人）增强现实感，无论日托机构还是护理中心都会准备一块告示板，上面常常展示着时间、地点和一些时事，以此温和地提醒患者他们现在身处何时何地。工作人员会抓住每个机会向患者说明周围的环境，而戏剧治疗师在疗程中也会综合现实给予提示。以下是鼓励参与者：

- 查看告示板并注意当日的新鲜事；

- 仔细观察房间，并告诉搭档去某个地方的路线，如厕所、卧室（居家背景下）等；
- 朝窗外看，仔细观察窗外的景物。例如，有些什么植物？树上有没有叶子？现在是哪个季节？
- 观察外面行人的衣着，猜出天气；
- 观察用餐区，根据观察判断下一餐是什么；
- 治疗师带来应季的水果或鲜花，如黑莓和水仙花，然后要求参与者据此说出现在是哪个季节。

为现实导向设计的练习看似简单，但对参与者来说还是很费劲的，而且这些练习往往能产生深远持久的影响。

案例：梅宝的松鼠

一群痴呆患者正坐在房内接受戏剧治疗，窗外是一排漂亮的栗子树，花开得正艳。治疗师让组员到窗前向外看，并问他们看到了什么？现在是哪个季节？当他们正在欣赏栗子树的时候，梅宝发现了一只松鼠正在树枝上跑，这让她想起了小时候常常在秋天喂松鼠的经历。虽然她通常很糊涂，但是这一记忆帮助她在很短的时间内就清楚地区分出了秋天和春天，这也引起了其他组员的回应。

怀旧疗法

怀旧疗法的目的就是为了促进患者回顾自己的人生。兰格利夫妇（Langley and Langley, 1983：142）对此进行了说明：除其他方面的价值外，该疗法有助于"通过追溯过往人生经历，并与当前处境相对比来更新价值观和生活方式"，还可以作为保存当地历史和文化的手段。以前流行的说书（讲故事）似乎已经过去了，但最近兴起的口述历史却越来越受人们追捧，并在众多档案中占据一席之地。磁带录音采访、影集、讲故事、书面回忆等都会成为小组内的趣味内容。可能还有更广泛的观众，比如学生探访，给教堂、村庄写新闻稿，作简短的报告和即兴表演。有时人们觉得老年人经常讲述某件往事很无聊，但人需要"获取一个视角"验证其人生和成就，记住这一点很重要。无论在哪个人生阶段这些都是很重要的信息，尤其是在老年时期。保持记忆的活跃有助于推动活动的进展，并且当人们分享回忆和观点的时候就产生了沟通。当获得别人对自己一生贡献的赞赏时，个体的自尊心和存在感得到肯定。怀旧疗法的形式多样：

- 围绕一个主题讲故事（校园时光、战争经历、加冕礼、电视机的出现等）；
- 选用一段台词或者即兴创作。一群职员或者一个小组可以一起读一部戏剧中的一场戏，最好选取组员都熟悉的剧目（如诺埃尔，考沃德的剧本）。这可以唤起人们对某个时期或某个事件的记忆，或是激发组员讨论；

- 跳交谊舞（或者选取其他参加者年轻时熟悉的舞种）做身体热身；

- 照片档案：参加者可以自愿捐出或者借出自己私人相册里的"快照"，或者从档案资料中复制。本地报纸和博物馆对于建一个图片集很有帮助，可以反映历史的一个方面。也可以用相同的方式编个明信片簿，如果可能的话，还可以办一场历史材料展览；

- 组员的画作，或者是从收藏家那儿借来的画作；

- 向组员展示去年的工具和厨具、衣帽，并围绕这些物品展开讨论；

- 创作与组员回忆相关的戏剧，这个过程需要戏剧小组成员的参与并事先为调查研究和娱乐活动做好准备（参见Langley and langley, 1983：146）；

- 音乐是唤起回忆的一种直接方式：音乐让人们发出声音，身体跟着摆动（即使只是简单点点脚）。大合唱常常是令人愉快的，也可以激发交流和社交互动；

- 任何有助于理解的事物。

露比和艾薇跳起了维莱特舞

　　一个戏剧疗法小组每次都以唱歌来结束治疗。一天，一位患者指出有一首歌常常在舞厅播放。大家对此很感兴趣，于是开始讨论舞厅里跳的舞。露比说她从来没有把维莱特舞步弄明白，艾薇马上接话说，她曾经教过一群女生跳维莱特舞，并答应下次会面就教露比跳维莱特舞。于是艾薇重拾荒废多年的舞步，而露比终于完成了年轻时的愿望。

　　怀旧疗法可能很有趣，也很容易使人情绪波动。而被激发的情绪，无论是愉快还是悲伤，对于患者的康复都有着重要意义。采用怀旧疗法的戏剧治疗师对各个方面都要特别注意，并且时刻准备处理可能引发的各类情绪。

身体练习

　　针对身体或者心理患病的患者，戏剧治疗师需要采取一定的措施鼓励他们参加活动。这是戏剧疗法的功能之一，同时，有许多方法（主要是来源于演员表演前的"热身"）可以供治疗师用以促进组员的活动性和灵活性。可以选择很简单的运动，比如和着音乐跺脚或拍手。同时，为了避免造成不必要的身体伤害，对于活动受限的患者，即便是最简单的活动，也需要以轻柔的方式进行，如果对患者的能力有疑问，还需要及时咨询理疗医生。

对于身体活动受限或体弱的患者，训练之前进行温和的热身运动是十分重要的。下面是其简单的模式：

1. 先动动一个手指，然后是手、手腕、肘部、肩膀；然后换另一只手，重复刚才的动作；

2. 先活动脚部，然后是脚踝、膝盖、臀部；换另一条腿，重复刚才的动作。可以选择和搭档围成圆圈完成这一套动作；

3. 慢慢将头部从一侧偏向另一侧，低头，让下巴触到胸部，然后抬头继续；

4. 放松，然后弯腰，但不要接触到脚趾；这需要谨慎使用，不适用于容易头晕的人群。

一些用于促进活动性的简单练习：

• 在房间里随意走动，可以随意改变速度和步伐，但要注意避免和他人相撞；

• 在房间里走动，并做伸展运动；尽量伸展，占据足够多的空间。然后，在尽量小的空间内拉伸；最后，边走边伸展，交替做大幅度和小幅度伸展；

• 全体组员手拉手围成一个圆圈，用脚尖站立，并保持身体平衡，伸展，放松，脚落地。然后，大家一起靠拢变成一个小圈，接着往外走，围成一个尽量大的圈；

- 两人一组在室内走动，保持步调一致。两人在没有商量的情况下协作，慢慢地改变动作，不断改变速度、步伐和节奏。

使用音乐，特别是进行曲有助于帮助动作的协调性。自发的舞蹈有时会随之产生，这会发展成团体或个体的表演。可以将关于使用练习的创造性想法编入戏剧疗法的戏剧因素。治疗师做出一套动作，然后每个人模仿，如果合适可以依次模仿。例如，打高尔夫球这个动作涉及平衡和手臂动作，伸手摘树上的苹果牵涉拉伸、平衡和手臂运动。

案例：乔治找到了方法

一组老年患者正在做着轻柔的运动。乔治开始时犹豫不决，但还是开始运动，并说这个运动让他想起了自己的学生时代。戏剧治疗师问他那个时候喜欢什么运动？他答道，"当然是飞鱼"，并张开双臂做着动作。其他组员也开始模仿他的动作，每个人都开始说自己最喜欢的运动。治疗师没有过多的干涉，于是体育运动成了接下来的疗程的主题。

活 动

当人成熟之后都有一个倾向，就是很拘谨，不怎么爱活动或跳舞。许多患者在治疗师建议其跳舞或活动时却说："我不会跳舞。"这不是真的！只要四肢能灵活转动，每个人都能跳舞。即使是坐在轮椅上的患者也可以舞动他的手臂，或者动动脑袋。许多人，特别是老年人熟知许多种舞步的舞蹈，他们年轻时舞厅和乡村舞[1]可是风靡全国。身体活动给人带来的愉悦感很容易被人忽视，但它却是一种最基本的交流方式，也是生活质量的重要保证。鼓励组员加入身体放松活动可以提高肢体语言的有效性。行动自由可以增强活力感、幸福感。正是由于这些原因，戏剧疗法有效地将活动训练融入各项治疗方法中。此法不仅应用于老年人和体弱患者，对于其他患者团体同样适用，例如狂躁的年轻人可以从中获益。下面介绍在这些练习中特别突出的几项活动：

- 所有参加者在房间内走动，边走边通过自己的行为举止表述自己的心情。随后，治疗师鼓励其换一种活动方式来表现自己的情绪或要去做的事，比如走路；做一些动作来表现自己的生气、伤心、高兴、疲倦，或者是去参加野餐、去游泳等。

---

1 传统的英国民间舞蹈。16世纪以后，乡村舞一词往往指上层社会的一种宫廷舞蹈（见舞会舞蹈），而仍在民间流行的则称为传统乡村舞。

- 所有组员都想象一幅自己最喜欢的画，然后想出一个动作来表现那幅画的精髓。接着，开始在房间里行走，以某种节奏和形式移动，甚至可以跳舞。

- 两人一组，一名组员先开始有节奏的移动，另一名组员对其动作进行补充。双方结合彼此的动作，然后两人一起在房间内移动。最后，两人找出另外三个动作来对前两个动作进行扩展。

- 组员们在空中写下自己的名字——写得越大越好。然后再写一次，这次写得越小越好。每名组员需要找出自己最喜欢写的三个字母，然后将其设计成一个有节奏的序列。

- 两人一组，组员们对任务达成一致，比如洗刷物品或拖地。接着就是双方合作表演。组员的动作幅度要尽可能地大，直到他们完全伸展开。然后，组员活动的幅度要尽可能地小。这样，用双方的活动方式来创造一个序列。

音乐在活动阶段也是一个有用的手段，但是需要恰当地使用，例如当小组兴趣减弱时，可以播放音乐来制造一种氛围让小组跳舞，或者是改变小组的情绪。但是，也有人发现音乐让人分心，它对人的创造力起着抑制和增强双重作用。因此，在使用音乐之前一定要有明确的目标。从小组及目标来看，活动须成为内在经历的个人表达，而不是由音乐触发的感受或者对音乐的解读。

放　松

　　放松活动和之前进行的身体活动明显有冲突，但放松也应作为戏剧疗法小组的一个重点项目，因为这个项目可以增加柔韧性，同时可以放松全身。再者，经历了前几个阶段的活动，进行放松训练对于患者很有意义，特别是可以帮助身体和大脑吸收身体活动期间获取的经验。例如，患者有时会对新方法的引入感到紧张（也许是第一次参加戏剧疗法小组），有的患者则会因为自身的缺陷而感到紧张或压力。在接受戏剧治疗期间，也许会唤起患者过去的经历，这也会给他们造成压力和紧张感。所以，根据具体情况，患者有必要在戏剧疗法疗程的开始或者结束时接受放松训练。虽然放松的主要对象是老年人和体弱者，但也适用于其他类型的患者。例如，克莱尔（Clare，1998：150-1）记录了在与一群犯人合作时，如何适用放松练习来应对他们开始时的愤怒情绪。他（1998：51）写道：

　　有时以放松开始一个疗程比传统的热身更好。肾上腺素和精力都很有价值，但是当它们与内在平衡和力量感结合时会有更好的效果。

　　除了身体上的好处，放松练习还能平静内心，集中注意力。戏剧治疗师知道身心健康是密切相连的，他们通过放松活动使身体和精神双受益——除了运动、静止外，还有想象的力量，例如：

- 要求所有小组成员躺在地板上，闭上眼睛，绷紧手指，随后放松手指。这一绷紧—放松的过程可以系统地在全身进行。手指完成动作之后，手、手腕、手臂、肩膀，可以一侧手臂，或两侧手臂同时进行，也可依次进行练习。同理，脚趾、脚部、脚踝、膝盖、大腿、臀部、腹部、背部可以做同样的绷紧—放松训练，然后，将注意力逐渐转移到脸部、颈部、头部。当该练习延伸到全身各个部位时就可以停止。

- 组员可以想象自己在一个夏日躺在树荫里休息，戏剧治疗师会对那个场景进行一系列描述，这是一种引导性的幻想。例如，可以让参加者假设自己正被微风拂面，然后伸手感受阳光的温暖。组员可以根据这些想象作出反应，放松全身。

- 要求组员闭上双眼，深呼吸。当他们呼气的时候，可以思考自己想要从生活中抛弃的事物，吸气的时候，就想自己想用什么替换丢掉的东西。这个呼出坏事，吸进

好事的过程可以持续进行，时间长短由治疗师视情况
而定。

最简单的放松练习就是躺在地板上，但是这对一些受心理
和行动能力困扰的患者来说，比较困难，因此，学习其他肌肉
放松姿势是非常重要的——比如坐在椅子上。即使是紧张人群
也可以学会在家里，或在工作中放松，甚至在排队等候的时候
也可以放松。在适当的情况下，音乐也有助于放松。

6. 戏剧疗法的核心

前两章描述和讨论的练习都是戏剧疗法的具体应用，这些练习都有着不同的治疗目的，其中很大一部分在演员训练和戏剧疗法治疗师培训中有着广泛的应用。此外，每位参与者在"治疗性戏剧"中都有一个角色（治疗性戏剧指的是把戏剧和戏剧技巧作为"矫正手段"）（参见 1998 年汤普森的相关案例）。在戏剧训练和治疗性戏剧（以及其他形式的戏剧应用）中，上述戏剧或戏剧技巧练习可能对其参与者有一定的疗效，但是正如本书开篇所提，"治疗"是戏剧疗法的核心目标。戏剧疗法不仅仅只是应用戏剧促进自身的成长、康复和学习的手段，它本身就是一个有着自己的技巧和方法的独立学科，而本章就将对这些技巧和方法进行探究。

戏剧疗法中"角色"的重要性

隐喻和角色与戏剧疗法密切相关，也是戏剧疗法的基础。

"隐喻"这个术语描述在幻想中伪装起来的现实，这种幻想看上去似乎是真实的。例如，对于乐于助人的热心肠，人们可能会说"她真是位天使"；对于淘气的小孩子，人们可能会说"他简直是个小妖怪"。隐喻创造了与现实的一定距离，这更有利于对真实情况的表达，也使得人们更能理解和忍受困境。兰迪认为角色距离有三种呈现方式（Landy，1993：25）：过远距离——离角色过远；过近距离——离角色过近；美学距离——平衡而恰当的距离，而"美学距离"在戏剧疗法的角色扮演中才是理想的。

在戏剧层面上，角色指的是演员为了表演而选取的人物。在剧本剧中，剧作家会把角色细致地刻画出来。即兴剧指没有剧本的即兴表演，这就允许演员自己定义角色。"角色"还有很多其他的含义。兰迪（1993：7）将其描述为"一个容器，其中装满了我们在现实世界和幻想世界里对我们自身及他人的所有想法和情绪。"角色用来描述人们在特定情境下的职责，包括家庭角色，例如"母亲""姐姐""孩子"；或是职场角色，例如"老师"和"会计师"；又或者是社会角色，如"朋友"或"女主人"。从个人在社会存在的各个方面来看，"角色"更类似于"次人格"（Wilkins，1993：8-9）或自我概念（Mearns and Thorne，2000：103-5）。

"角色"是心理剧中的重要概念，它与戏剧疗法密切相关。心理剧创始人莫雷诺对此作了大量的研究（详见 Moreno，1977：section v）。布拉特纳和布拉特纳（1988b：101-12）用了整整一章来讨论角色，并指出，"在现实生活中，个人就是多重角色的复合体，对一些不同级别的社会组织起作用，并且与其他角色相关联。"（Blatner and Blatner, 1988b：104）。在考虑到"角色"这一概念在其他任何方面的重要作用时，琼斯（1996：196-7）指出：

> "在戏剧疗法中，角色的功能不仅限于戏剧。它的应用更为广泛，可以描述虚构的身份或是人们假想的人物，而且它也可以用来认识患者一生中身份的不同方面。治疗师和患者在戏剧治疗过程中都可以扮演虚构角色。"

琼斯（1996：197-9）接着指出戏剧疗法中存在三种情况，它们构成了患者的虚构身份和其真实身份之间的动态张力。这种动态张力正是角色扮演中疗效产生的基础。琼斯认为这三种情况即是：

1. 患者扮演与他自己不同的假想身份（比如，其他人、动物、物体，甚至可以是抽象人格）。
2. 患者可以扮演处于不同阶段或地点的自己（例如，设想自己处于孩提时期，或是设想现阶段不同场景的不同情况，又或者是未来的情形）。

3. 患者故意忽视其特定的方面或是其身份，而患者着重强调的方面则构成了其假想角色的基础（例如，"母亲""老师"或是某一特性，比如"想离开医院的那部分自我"）。

角色扮演

之前提到过的所有活动都属于"角色扮演"的范畴。但是角色扮演不仅限于戏剧疗法，它的应用范围非常广泛，比如团队建设及培训。亚德利（Yardley-Matwiejeczuk，1997：15-35）描述了角色扮演在社会心理学研究、临床研究、治疗等方面的应用，以及角色扮演作为一种培训手段在其他方面的应用。但是，角色扮演是戏剧疗法固有的方法，有着特殊的作用和影响。例如，角色扮演可以探究个人在治疗外的生活中扮演的角色，并研究这些角色是如何表现的。无论人的年龄大小，有效的角色表现（即个人在日常生活各个方面的表现方式）是（提高）生活质量的本质所在。通常，随着年龄的增长，人们能承担并且能进行相互转换的角色也会增加，并在中年时期达到顶峰，中年后开始减少。人们需要接受这些角色，并需要一定的动力及技巧来扮演这些角色。比如，"爷爷"这一角色，如果他对小孩的兴趣减退，那他接受"爷爷"这一角色可能就会变得困难，而且由于年龄增长及身体虚弱，他照顾小孩的能力也会降低。戏剧疗法可以帮助患者更有效地扮演当前角色，放弃不相关的角色，并开始寻找新的角色。莫雷诺推进了心理剧的发展（Wilkins，1999：5-12），提出了角色理论及一些关于角色拓展的技巧（Moreno，1997：section V）。在疗程中进行角色扮演时，经过培训的戏剧疗法治疗师能自主选择运用心理剧方法或利用隐喻来探究角色，并将其与现实联系起来。通过扮演虚构的角色，患者能体验这些角色，并能反思这些角色所包含的一些特征。当人们理解并认同某个角色时，人们很可能会在不同的情形下，采取不同的方式体验这些角色，并加入一些想象色彩。患者反思其表演中的不同情节，有助于患者理解他们在角色扮演时表现出来的行为。如上所述，对熟悉的角色进行不同的体验和理解是戏剧疗法起效的手段之一。

案例：爱丽丝的气球破了

一些戏剧疗法的学生考虑利用故事演绎的方法进行个人探索。他们挑选了各自的人物，还探讨了自己所扮演角色说话和走路的方式。他们还建议每个人表演剧本或故事中的一个片段。爱丽丝选择扮演维尼小熊故事中小猪的角色。她选择的场景是小猪打算送给驴子屹耳一只气球作为生日礼物（Milne，1986：77）。小猪想比小熊维尼更早到达生日聚会，所以他在小路上急急忙忙地走着，结果摔倒了，气球也破了。他听到气球"嘭"的一声破了，他害怕极了，以为整个世界都爆炸了，或是森林爆炸了，又或是他自己爆炸了。最后他终于克服恐惧到了屹耳家，屹耳以为大家忘记了他的生日，非常伤心难过。小猪虽然是第一个到达的，但是却拿着漏气的破气球。维尼在路上就把要送给屹耳的蜂蜜吃完了。当他拿着空空的蜂蜜罐到达的时候，整个生日派对看起来糟透了。然而，屹耳高兴地把破掉的气球放到空蜂蜜罐中，故事就这么快乐地结束了。爱丽丝在其他组员的帮助下完成了该故事的表演。在结束之际，她不禁泪流满面。显然，对角色的加工和反思是有一定作用的。

在戏剧疗法治疗师的帮助下，爱丽丝反思了她刚刚的表现，认识到了她自身性格的四个方面，即：

1. 焦急的她——表现得很粗心（摔倒）；
2. 胆小怯懦的她——害怕突发事件（气球破了）；
3. 愧疚的她——当她使他人难过时（她带着破掉的气球赶到屹耳的生日派对，并看见了伤心不已的屹耳）；

4. 不相信事情会有好结果的她（即使这个故事是以喜剧结束的）。

现在，通过反思自己的表演，爱丽丝对自己的表现有了一定的认识和理解，她决定利用这次机会，调整自己的角色。其他组员和戏剧疗法治疗师都愿意重排此剧，让爱丽丝再演一次"小猪"这个角色——但是这次，她所扮演的"小猪"，同之前的"小猪"截然不同。

案例：爱丽丝与屹耳庆祝

爱丽丝想象自己是与先前不同的、更自信的"小猪"重返百亩森林。她仍然牢牢地抓住气球，并朝着屹耳可能在的地方走去。这一次她重新表演这个故事的时候，她走路很小心，气球也没有破。对之前气球破掉后发生的事，她也重新表演了一番：她试着对气球破掉发出的"砰"响感到好奇，而不是被这声音吓得不知所措。最后，她不再为之前像灾难一样的局面感到自责，而是庆祝屹耳想出了好办法。

在反思阶段，爱丽丝觉得在角色和在真实情况下表现该角色的方式上，自己收获颇多。她相信这种更加深入的理解可以帮助她更有效地应对生活中的不幸，使她的生活变得更加充实、更加多姿多彩。

然而，角色扮演在戏剧疗法中，无论是想象的角色还是真实的角色，都必须经过仔细审查。此外，表演结束后，"脱离角色"也是非常重要的（详见下文）。兰迪把角色的"生"与"死"描述为"进入角色"和"脱离角色"。他表示：

演员的困境不是选择"生"或"死"，而是找到"生"与"死"共存的状态，接受必须要在多个角色间不断转换这一事实。戏剧的矛盾就是"生"与"死"的共存（Landy，1993：11）。

即兴表演

即兴表演是演员们采取的一种自发的表演形式，其目的是提高演员对某个情境、情节或是角色的理解。戏剧疗法中的即兴表演通常是由某一剧本或是主题引起的，亦或是由一些有趣的热身活动开始的。这种形式的表演并无严格的剧本或彩排——所有的台词和动作通常都是患者自发创作出来的。有时小组组员分成几队准备，随后向其他小组成员即兴表演，这样组员就有更多的机会观察和讨论。为了提高表演质量，演员通过即兴表演的方式理解戏剧主题；同样，戏剧疗法治疗师倡导将即兴表演用来辅助自我认识和自我探索的研究，并深入了解各种关系和情形。当即兴表演中下意识或有意识的思想表达具

有一定的疗效时，即兴表演就成了一种备选方案。在戏剧疗法
的即兴表演中，患者在没有任何剧本的情况下，扮演某个特定
情境中的角色（选择与小组的目的或需求相关的角色，例如，
当小组成员意见不合时，组员可以扮演彼此有矛盾的家庭成员，
一起商讨解决办法）——语言和动作事先都未排练过，都是患
者在表演时即兴创造出来的。无论是作为整个组的活动还是各
队的表演，即兴表演的经验、人们扮演的角色、人们如何表演
以及角色和环境之间的互动都使患者有更多的机会进行观察和
讨论。

在戏剧疗法中，即兴表演有很多可能性，而每个戏剧疗法
治疗师和每个组都会有各自的偏好。从本质上讲，即兴表演是
开放的——表演在哪里进行事先都是无从得知的。因此，事先
设定时间限制会更有效。通常戏剧疗法治疗师会承担计时员的
工作。为使即兴表演能更好地完成，戏剧疗法治疗师会予以指
导，如：

1. "在房间里四处走动，专心感受今天你的心情如何。创
   造出一种可以表达你心情的走路方式。如果是像这样走
   路，那你可能是谁呢？你有可能是一出剧或是一本书中
   的人物，也有可能是你自己创造出来的一个人物。给这
   个人物赋予名字、年龄和故事。和其他组员一起，把房
   间转化为故事发生的地点，比如河边、一所房子里或是

购物中心。与其他人在这个场景中互动；在你遇见他人
时，发展你自己的角色。"

2. "在创造出一个角色后，你再为自己创造出一个'家'，
'家'里有椅子和家具等。从'家'里出去，你可以进
到一个临时布置的公园，那里有专供散步、坐着休息和
喝咖啡提神的地方。你可以和其他人交流，也可以自己
独处。在即兴表演的尾声，回到你的'家'里，反思此
次表演。"

3. "想象自己是一艘失事轮船的乘客或船员。自己想办法
找到住的地方和食物，探索你所在的这块陆地，并想办
法回家。这个岛上有土著居民吗？你要如何与他们沟
通？你如何与他们进行团队合作？"

若即兴表演是以小组活动的形式呈现的，那即兴表演可以
发展为一种探索，例如对小组凝聚力、互相协商、组员魅力的
探索，同时也为个人领悟的探索提供机会。组员们自己创造的
故事来源于现有出版物或是一些众所周知的故事，这些都可以
为戏剧疗法中即兴表演带来灵感。整个过程中组员可以听戏剧
疗法治疗师读故事或讲故事，也可以凭他们的记忆补充这些故
事。无论是哪种情况，小组的任务就是重新演绎故事。在表演
之前，小组会把这个故事重新创造，为他们自己的、有个性的
故事。例如，米切尔（Mitchell）（1994：42-3）提到过和他

一起做即兴表演的某个小组是如何即兴表演独创版的"善良的撒玛利亚人"。

即兴表演的故事可以是整个小组的人各自扮演自己的角色，共同重新演绎一个别人给他们讲的故事；也可以将小组再分为若干队，每个队表演该故事的一部分。简单的排练后就可以开始表演了，每队按顺序表演各自的那部分故事情节。各队的表演能增加即兴表演的丰富性，因为它允许不同的人通过不同方式来演绎同一个角色。在即兴表演过程和反思环节中，这些不同能增加患者对角色的理解，这些理解又能与他们治疗之外的生活经历联系起来。无论采取哪种方式进行表演，不管灵感是什么，即兴表演都能有效地显现隐藏的情绪或潜在的问题，它能使参与者体验以前从未显露出来的不同自我。

案例：詹姆斯带着斧子去森林

一组学生决定把场景设为"在森林里"。他们随意选择变换角色。有些人变动物，有些变树木、植物和河流。所有人都同意不使用语言，紧接着他们探索了角色相互交流的方式。森林里原本静悄悄的，然而詹姆斯成为伐木工人，并开始砍伐树木，打扰了动物们的安宁，阻塞了河流。茱莉亚和戴维也是伐木工人，茱莉亚和詹姆斯工作时造成了很多破坏，而戴维试图弥补詹姆斯造成的一些破坏。到了规定时间时，戏剧疗法治疗师告诉他们天快黑了。当灯光都熄灭时，所有的动物都去休息了。当灯光再次亮起时，这次即兴表演也就结束了，参演者回到现实生活中。在接下来的"脱离角色"环节中，小组探讨了他们在即兴表演中所显露的强大活力。戏剧疗法治疗师对组员进行了指导，然后他们开始探究这次即兴表演所包含的各种关系。

剧本的使用

对于戏剧疗法治疗师来说，剧本是他们叙事的丰富资源（Jenkyns，1996）。"剧本"是用作表演基础的书面对话体和舞台指导。这不仅指戏剧剧本，还包括应用于电台、电视和电影的剧本。在接下来的表演中，组员将根据一个包含具体情节和确定人物的剧本进行表演。人们的每一种情绪、场景或是问题都可以直接或间接在剧本中找到，治疗小组或个人可以根据其需求采取不同的表演方式。隐喻的使用，为"治疗距离"的产生提供了可能，而这是戏剧疗法的本质和突出特点。

在戏剧疗法中，剧本的使用方式多种多样。例如，可以在观众面前表演既定剧本（Anderson-Warren，1996：108）。

这一过程不仅有利于增强表演者的自信，且其本身就带有一定的治疗效果。表演可以重塑自信，继而可以为参与者带来永久性的转变，中风患者格特鲁德（Gertude）对此深有体会。

案例：格特鲁德取得了进步

该治疗组包括一些年龄较大的患者，与格特鲁德在同一个日间看护站，他们要表演一出独幕剧。格特鲁德是靠着齐默式助行架行走的，若没有助行架的帮助，她会非常害怕。在彩排时，她这样描述自己扮演的角色，"这个女人不用助行架走路，她比我坚强多了。"令所有人吃惊的是，她把助行架放在一旁，自己独自完成表演。从那天起，她开始对走路有信心了，后来她可以不用助行架独立行走一小段路。

使用剧本的戏剧治疗不必包含整个剧本的全部内容，甚至不必是一个完整的表演。它可以是从一个剧本中提取出来的简短内容，最多一页或两页。在把小组分成几队前，需要进行角色分配，在各队表演之前，需进行彩排。但是表演结束，并不意味着治疗过程的结束，因为角色脱离是戏剧疗法的重要部分。角色脱离指使表演者从戏剧表演中脱离出来，回到现实的活动

（Jones，1996：28）。角色脱离可以通过一两个练习完成，例如，在戏剧表演的空间里，组员介绍自己所扮演角色的名字，如"我是灰姑娘"，然后从他们表演的地方出来走到观众之中。从一个地方进入另一个地方的时候，他们就正在脱离自己所扮演的角色。一旦走到观众中，他们就会重新恢复自己本来的身份——"我不是灰姑娘，我是多琳。"后面的"治疗结束后"一节会进一步阐释角色脱离。

角色脱离结束后是组员在小组中讨论自己的表演，并将他们的角色与其生活联系起来进行讨论。随后，整个大组的讨论就可以依次进行了。当采用剧本或脚本进行表演时，特定的场景或是选定的角色可以用作即兴表演的基础。

案例：笑看格鲁雪的桥

一个班的同学分成三组，表演贝托尔特·布莱希特的《高加索灰栏记》中的一个短节。选取的场景是格鲁雪带着她收养的孩子被敌兵追赶，来到一座断裂的吊桥前，她得决定是冒着生命危险过桥还是等着被敌兵俘虏。整个班分成三组准备这个表演。其中两组忠于原著，出色地完成了他们的表演。另外一组以闹剧的方式呈现，他们表演的每个动作都让人啼笑不已。在之后的讨论中，表演闹剧的小组中有两名女士本身自己也是幼儿的母亲，她们发现格鲁雪要面临的抉择太困难，根本无法思考。所以，他们能够处理这一表演的唯一方式就是否定这一情况的严峻性，这可以让组员更充分地进行自由发挥。

剧本也可以"一对一"地使用。根据卡森（Casson）（2004：112）的记录，患者格洛丽亚将剧本《安东尼与克里奥佩特拉》带入戏剧疗法治疗。戏剧疗法治疗师和他的患者一起阅读了剧本，然后围绕埃及艳后克里奥佩特拉这一角色进行即兴表演。格洛丽亚扮演女王，戏剧疗法治疗师扮演她的仆人。卡森这样记录道：

> 这让格洛丽亚感受到了庄严的权力，让她充分表达自己的愿望和情绪：她是一个遭受虐待的病人，她觉得自己丧失了尊严，这一角色帮助她感受尊严、找回自我。

剧本是激发即兴表演灵感的一种有效途径。它可以是患者自己选择的（正如上文提到的那样），也可以是戏剧疗法治疗师挑选的。戏剧疗法治疗师挑选的剧本场景可以帮助组员寻求特定的主题或是按照他们的目标进行。

表演者可能太接近自己所扮演的角色，从而模糊了自己的真实身份。作为一个专业演员和戏剧疗法治疗师，威廉姆斯—桑德斯（in Jenkyns，1996：154）描述了她自己是如何在一次彩排中对自己的身份产生疑惑的。她在达芙妮·托马斯写的《周四的孩子》（詹金斯（Jenkyns）考证指出这是一本未出版的剧本）中扮演一个有着双重人格的女人，一个叫"卡罗尔"，另一个叫"塞尔维"。扮演这样一个有着"精神分裂"性格的角色会让她暂时与真实的自我失去联系。她不确定自己是谁了——是真实的那个她，还是"卡罗尔"，抑或是"塞尔维"。指导这场演出的戏剧疗法治疗师帮助她回归了现实，一切还算顺利，但是这也给大家提出了警告，在治疗脆弱群体时，务必要小心，因为他们有时很难从所扮演的角色中脱离出来。所以，在治疗结束时，角色脱离这一部分至关重要！

作为戏剧疗法的剧场表演

正如第一章提到过的那样，剧场表演作为一种治疗手段由来已久。在古希腊，它与悲剧联系在一起。亚里士多德撰写的《诗学》，描述了悲剧中可能引起剧场中观众精神宣泄的因素（Butcher，1923：255）。舞台上的表演就是为引起观众的情绪反应设计的，观众在认同角色和故事时，他们就会产生所谓的"精神宣泄"。随之而来的紧张感的释放就被认为是有治愈效果的。"精神宣泄"这一术语通常用于治疗中，描述人们对所考虑问题的情感反应。然而，只有在戏剧疗法中，剧场表演才会以特定的治疗目的进行运用。

用剧本即兴表演后，组员可能希望呈现他们的剧场表演。他们可能在观众面前表演选定的剧本内容（Anderson-Warren，2000：108），这个表演不必包含整个剧本的剧情，可以只是与表演者和／或观众相关的一场或一幕。在戏剧疗法中，表演是建立小组凝聚力的独特方法，还可以增强自尊心和自信心。表演是为了让观众受益，或是使表演者受益，抑或是让两者皆受益。患者在观众面前表演时可以产生或增强自信，也可以帮助他们理解不同的角色（之前的章节中提到过，在表演中从角色身上学习也有类似的性质）。从观众的角度看，戏剧疗法中会有抽离、自我定位以及对一些问题的探讨，所有这些都可能（分别或共同地）产生一定疗效。

这些表演者大多没有表演经验，他们不希望观众对他们的表演能力进行严苛的评判。因此，观众最好是能与之有共鸣的人，比如组员的家人、单位的工作人员、安保人员或是相关的组织人员。即兴表演或角色扮演强调过程，认为过程比准确的表演更重要，而演出性的表演与即兴表演不同的是，演出性表演要求演员们尽可能地以最高水平进行表演。这因患者的能力、心理健康状况和治疗需求不同而有所差别。如上所述，表演者在表演上是比较缺乏经验的，他们有可能经历过情绪上或精神上的痛苦，也可能身体残疾或是有精神疾病，因此，那些经过挑选而被邀请观看表演的观众可能更容易同情表演者。

案例：维尼特参加舞会

维尼特是个患有急性焦虑症的年轻女孩儿。她发现自己无法面对他人。如果房间里有陌生人进来，她会躲到治疗师的后面。她所在的戏剧治疗小组要表演舞蹈，这时她发现自己可以用身体来表达。组员们以《灰姑娘》的故事为基础，经过简单彩排，呈现了一场改编自《灰姑娘》的即兴演出，而维尼特扮演的就是灰姑娘，那天医院里的其他患者和工作人员就是他们的观众。维尼特的表演获得了热烈的掌声，显然，她也非常享受观众们"再来一个"的要求和他们的热烈喝彩，她连鞠三躬以表感谢。第二天，她又做回了那个不善社交的自己，但是她对自己取得的成绩非常满意，说"我做到了，不是吗？或许我可以再来一次的。"这次表演给了她希望。

观 众

充当观众是剧场表演疗法的另一部分。如前所述，剧场表演给患者提供了一个以客观方式看待问题和认识人际关系的机会。为了能开展讨论，观众可以看剧本或是场景内容。观众可以是患者，也可以是他们的亲戚朋友，或是两者一起。例如，约翰·阿登（John Arden）（1982）的《马斯格雷夫律师的舞蹈》中就有对创伤后应激障碍（PTSD）的代表性描述。兰格利（2007：74-8）结合他自己作为战区卫生官员和他后来做战争养老津贴评估工作的经验，撰写了一份戏剧中人物的分析报告。他表示，"对于医生来说，艺术比直接的临床治疗更重要，而戏剧也不例外"，这表明戏剧对患者和治疗师都具有教育作用。

莎士比亚塑造了很多我们认同的人物及情节。考克斯描述了英国安全等级最高的精神病医院——布罗德莫精神病院利用《李尔王》治疗病人的相关情况（Cox，1992：56）。那里的一些病人认同该书中一些人物的性格和他们所处的环境，病人将自己的情况与书中人物及环境进行比较，并告诉治疗师。很多戏剧对现代的观众都有一定的价值，比如一些讲述"愤怒的年轻人"的戏剧，如约翰·奥斯本的《愤怒的回顾》，或是讲述人与人关系问题的，如亨利克·易卜生的《群鬼》，甚至是古希腊悲剧，例如索福克勒斯的《俄狄浦斯王》。

创造并讲述故事

自古以来，故事中使用隐喻都是交流思想的一种方式。萨满传统早前被称为是戏剧疗法的先驱，而讲故事是萨满传统的重要组成部分。世界上最早的文字记录——出土于古巴比伦的陶土碑拓《吉尔伽美什史诗》，也是一个故事。故事在一些文化里仍然占有重要地位。比如，在澳大利亚的本土传统中，人们会将一些神圣的概念以讲故事的方式口耳相传。例如，澳大利亚中部的沃皮瑞族人会讲述"Jukurrpa"，"Jukurrpa"意为"梦境"。这是一个有关于创造世界的重要故事（Napaljarri and Cataldi, 1994），也是一种将传统、地域等必要知识代代传递下去的方式。在穆斯林苏菲教派的传统中，讲故事也同"教学"类似（参见 Hasan, 1998 相关例证）。诗歌也用来表达和传播宗教思想和感受。这样的例子包括《旧约》里的《所罗门之歌》《我爱人的名字》（见 Singh, 1995），这些诗歌包含了几篇锡克教领袖的诗。威尔金斯（2000：144）提出"人们对自己的经验进行梳理，并通过讲故事的方式与他人交流"，而且"人们认为讲故事是我们理解自己生活的重要方式"，"用故事进行任何人类经验的研究都是可行的"。（诸如传说、戏剧或诗歌这样的）故事形式谈论了很多人类关系的问题。尽管故事叙述有着自己特殊的技巧，但由于各种原因，这种古老的艺术与戏剧疗法也紧密相连（Gersie and King, 1990；Gersie, 1991；Lahad, 1992）。此外，瓦特（Watts）（1996：27-33）也发表了关于"在治疗中使用神话和故事"的文章，梅尔德伦（Meldrum）（1994：189-93）也讨论了如何用编故事的方式进行评估。

格斯（Gersie）（1997：67）和拉赫德（Lahad）（1992：156）都提出了构建故事的方法，将编故事作为戏剧治疗手段。在对此问题的理论认识方面，两人都作出了贡献。格斯提出的故事结构是：

1. 自然环境

2. 人物

3. 住所

4. 障碍

5. 伙伴

6. 解决办法

格斯要求自己的患者围绕这些要素，描绘、讲述或是表演出一个由六部分组成的故事。拉赫德也提出了构建故事的六要素，即：

1. 主人公和他的住所

2. 主人公必须完成的使命或任务

3. 对主人公有帮助的人或物

4. 主人公在完成使命或任务过程中遇到的障碍

5. 主人公如何应对这些障碍

6. 接下来会发生什么——故事到此结束还是未完待续

拉赫德请他的患者通过以上的要素描绘出一个故事脚本。卡森（2004：10）根据其患者利亚的情况，记录了使用拉赫德疗法的效果：

> "我很喜欢和约翰一起表演想象出来的故事：不管怎样，这故事确实让我感觉很好，而且在我表演完后我脑子都清醒了。只是，我刚开始做的时候很紧张，不过我后来做得很棒，连我自己都惊讶不已……"

在戏剧疗法中，可以采用多种不同的方式讲故事：

- 可以只是简单地叙述故事，然后大家对故事进行反思
- 叙述故事时可以没有结局，小组／患者可以补充结局
- 故事叙述可以成为即兴表演的基础
- 小组或个人可以创造自己的故事，自由添加或遵循规则
- 表演的故事可以成为小组或个人探索的有用资源，它们常常会揭示小组或个人未说出的一些问题

案例：龙和仙女

　　一组有学习障碍的患者很喜欢创作故事。他们常常创造出怪物和可怕的生物，他们以吼叫的方式打招呼，还经常发出恐怖的嗤笑。一天，组里的两名成员要被送到郡里的其他地方。组员因此会分离，所以每个人都非常难过。在两名成员离开的前一周里，这个组编了一个故事。一个荒岛上有七名失事者，他们一起建了房，找到了食物和水，幸福地生活在一起。一天，一条龙来到他们的家园，抓走了两名伙伴，带着他们越过高山，飞到了很远的地方。那个晚上，剩下的伙伴围着篝火坐在一起时，一个美丽的仙女来到他们身边，告诉他们她可以带信儿去到世界上的任何地方。他们就请她到另外两个伙伴那儿去，告诉他们俩种下的种子现在快长成灌木丛了，灌木丛会永远提醒剩下的伙伴们，他们俩一直都在。

　　故事讲完之后，为了和故事中的隐喻相呼应，戏剧疗法治疗师建议每个人照张相，做成小组相册。照完相后他们还为每个组员复印了一份照片。每个人在复印的照片后写上自己想对这个小组说的话。这样，两名组员转移到其他地方之后，这些照片就可以提醒他们这两名组员的存在。

疗程结束后

疗程结束后，让患者重回现实并讨论他们在表演时的感受和理解是必不可少的。正如琼斯（1996：27）所记录的那样：

> "让患者停留在角色中或是突然结束戏剧表演活动会造成很多问题。它有可能导致角色混乱或是让个人或小组都处于身份混乱的状态。通常在戏剧治疗过程中就会进行一些角色分离。"

疗程结束后，角色脱离、反思、讨论和结束表演活动都会对患者起到一定的疗效。

角色脱离

和角色扮演一样，在讲完故事或小组活动结束后，很重要的一点是，患者不应保留属于所扮演角色的多余情绪，或是由他们所参与的表演引起的不必要的情绪，有时简单地对表演活动进行讨论和反思就能释放这些情绪，但还有许多不同的便捷方法可以帮助患者获得清楚的认识，和所扮演角色保持一定的距离，重回自己的现实生活角色中，并帮助他们消化和吸收表演产生的作用。这些方法有：

- 准备两把椅子，放在每个人都够得着的地方。在一把椅子上写上"我"，另一把写上"角色"。每个人轮流坐上写有"我"的椅子，并谈谈他们自己个人的感受和经验。然后再让他们再坐上写有"角色"的椅子，并说说和他们所扮演角色相关的任何事情，不要谈跟自己有关的事。

- 准备两把椅子，放在每个人都够得着的地方。在一把椅子上写上"保留"，另一把写上"抛弃"。每个人轮流坐上写有"保留"的椅子，对于自己所扮演的角色身上的品质，说出哪些是自己想保留的，然后坐上写有"抛弃"的椅子，说出哪些品质是自己不想留下的。

- 让每个人想象一个盒子，用以安全地存放他们即兴表演时自己的联想。然后组员想象出一个垃圾箱，把他们不需要的情绪倒进去。

- 请每个人都描述一种处理不必要情绪的方法（比如想象出一堆篝火，把那些情绪都烧掉）。然后他们再想象出一种方法保存那些他们想要保留的情绪（比如小心地把那些情绪放到口袋里或是容器里）。接着每个人再单独表演这些画面。

案例：马丁说自己是温和之人

马丁之前扮演的角色是一个充满暴力的父亲，他总是发怒，还殴打他的儿子。坐在"角色"的椅子上时，他说暴力是他所扮演的角色身上的。他还说在那个角色中，他不能控制自己的脾气时是多么可怕。他想要把这暴力和恐惧的情绪都留在这把"角色"的椅子上，不想让这两种情绪跟随他。坐在写有"我"的椅子上时，他说他其实是一个温和的人，而且很爱他的儿子，绝不会暴打自己的孩子。对他来说，把角色和现实区分开来是很重要的，这样他才不会留有疑惑。

角色脱离在某种程度上是"热身"的对立面——从戏剧表演活动中平静下来。角色脱离可能会引出反思（见下文），有助于让洞察成为习惯，或是引导他们思考如何以不同的方式完成或经历一些事情。在与脆弱的患者打交道时，有时更好的方式是不阐明其中的隐喻，不让他们知道其中的启示，等患者按自己的节奏和进度去吸收自己的认识。切斯纳（1994b：129）指出在戏剧疗法中，患者不必把这段经历和自己的生活联系起来。她写道，"戏剧疗法也可以在相对模糊的状态下进行"，这是因为在戏剧疗法中，相信使用隐喻和治疗距离的好处是非常必要的，而这也是戏剧疗法存在的实质。

反思和讨论

对戏剧疗法体验的反思能帮助患者康复。该反思的环节会把他们的表演体验和自己的生活及理解联系起来。有时这个方法也并不可行（见上文），通常的做法就是在治疗期间留出时间，以供反思。反思过程不必太匆忙——最明智的选择是占用三分之一的小组治疗时间。

开始时分享反思最好在两人之间或小型治疗组中进行，因为向一两个人说出自己的感受要比向一群人说要更容易些。这也给了患者时间进行深入探索和从表演经历中寻找某种认知顺序。根据小组的特性和时间，有时把最开始的这种分享转化为在整个小组中反思表演经历和所演角色会更有益。可能在反思环节，患者才会表达由他们自己建立的活动与个人问题之间的联系。琼斯（1996：29）指出在这一环节中"患者常常会在表演活动和他们带到治疗中的问题之间建立一些痛苦而又重要的联系。"而在这时，小组治疗进程也成为了亟需讨论的问题。无论如何，需要解决的问题都可能会在这一环节出现。

在所有活动结束前，大家作为一个团体一起进行广泛讨论（不需要进行自我表露）是最后的环节。尽管表面上，这是一个客观地看待治疗进程的机会，但是组员常常会向整个组分享他们已经在两人组或是小型治疗组中透露过的感受。因为他们之前就已经谈过自己的感受了，所以他们会以更加深入的视角重述自己的故事，并对此有更深的反思。同时，也可能会发现其他组员也有相似的洞见。这也是更好地了解他人的机会，而且这样做也有利于缓解自己的孤寂，融入这些群体。威尔金斯（Wilkins）（1999：5）提到了英国心理剧作家简·科斯塔（Jan Costa）的观点，称见证的过程在康复过程中非常重要，而且它不仅适用于戏剧疗法，也适用于任何类型的心理治疗。

结　束

角色脱离、反思和对此进行的讨论可以作为"结束"环节的一部分。也就是说，戏剧疗法可能到此结束。结束环节不只包括简单的角色脱离和反思——还包括放松的平复过程和／或冥想（或以此结束）。琼斯（1996：30-31）将这一阶段称为"圆满"。结束环节通常包括一个或几个有组织的活动和一个仪式化的结尾。

结束的过程是治疗空间和外部真实世界的最终界限。在离开这个充满着隐喻、参与、活动和与他人联系的世界时，如果不能小心处理，患者可能会觉得突兀和孤立。这对治疗是非常不利的。创造情感空间和一个正式的结尾能使患者将两个世界正确地分离。下列简单方法可以使用（可以单独使用，也可以结合在一起使用）：

- 简单提醒患者，治疗已经结束。
- 把眼光向外，关注患者生活中的下一活动。
- 举办一个结束仪式。
- 提醒患者下一次治疗的时间和地点。
- 治疗师询问小组下一步的打算。
- 每个人陈述自己下一步的行动，大声地告诉整个小组或自己的搭档，或静静地思考。
- 小组成员面朝其他成员站立，围成一个圆圈。当有人觉得自己准备好了，就转过身面朝外面。当所有人都准备好了，都转过来之后，小组成员就可以离开房间了。
- 如果这个房间有其他用途，小组就把房间打扫干净，并把东西都归到最初的位置上，然后大家围成一个圈儿说"再见"。
- 小组围成圆圈站立，每人谈一些和治疗相关的话，并／或陈述他们想留下或带走的情绪。

案例：嘿，嘿，我们去吃午饭啦

　　一组有学习障碍的人曾表演过《白雪公主和七个小矮人》里面的情节，还唱了迪士尼电影的歌曲。在治疗结束时，他们回病房前手拉手站成一个圈儿，以此结束那天的治疗。吉米开始唱到"嘿，嘿，我们该去工作啦！"，而多娜唱到"不，我们要去吃午饭啦！"。所有人在听到她唱"嘿，嘿，我们要去吃午饭啦！"都笑了，而且所有人都一起唱了起来。后来这就成了结束仪式，这个组在离开治疗室前都会唱这首歌。

结　语

这一章描述了一些活动，这些活动是戏剧治疗中的核心。本章关于游戏和活动技巧的建议适用于不同的治疗小组。如果这些方法使用得当，将会成为治疗进程的一部分。康复存在于治疗的过程中，而且依赖于治疗师和患者之间形成的关系，而这种关系是在结合戏剧内容及思想与情绪的凝聚形成的。整体结构对所有的戏剧治疗小组都是一样的，但是内容会因为组员的需求和能力不同而有所不同。可以利用的戏剧和治疗方法有很多，这里只给出了一些简短的例子。通常，最简单的策略最有效，自发的想法往往能产生最大的创造力。组员的贡献能增强小组的认同感，也能增强小组的凝聚力，因为治疗就是在治疗师—患者，患者—患者之间的关系中产生的。

7. 戏剧疗法与"精神疾病"

第一章已清楚地表明，戏剧疗法如果应用和引导得当，它是具有巨大潜力的，可以改善许多情况和问题。下面的章节将探讨戏剧疗法在特殊的患者群体（如犯人、老年人、孩子和遭受虐待的人）中的疗效，而戏剧疗法同样对治疗遭受精神或情感困扰的人群有很大价值，有时甚至对治疗性格极端的人也很有效果。这一章会探索戏剧疗法在精神健康问题上的利用，也会涉及医疗和精神病行业使用的疾病诊断类别。这不是因为戏剧疗法必须建立在相同的概念框架上，而是因为戏剧疗法要在精神病学语言占主导的场景下运用。这样就能有效地显示两种体系如何共同产生作用及戏剧疗法如何治愈精神健康有问题的人。

戏剧疗法和"治愈"

同其他领域（特别是在精神病学领域中）类似，戏剧疗法中，在思考与治愈相关的问题时，自问"我们想要治愈的是谁？

想治愈什么？"也是很有用的。要治愈的是一种类似肺炎这样的身体疾病的特定心理疾病呢，还是遭受创伤影响的患者的认识或态度呢，又或是由任何可能原因引起的不舒服（痛苦）的感觉呢？身体/精神上的疾病或是功能紊乱得确实会使人们感到不舒服——或是造成个人疾病（见下文）。"不舒服"是事情和以往不同时或没有按照人们期望的那样发展时人们的感受或感觉。功能紊乱是一种显示某种东西没能正确运转的迹象。从这个意义上看，表明不舒服的症状要么是长期性的，要么是偶然发生的，而这需要从长久的个人性格特点来区分。当这些性格特征发展为性格障碍时，也可能会给自己和他人带来痛苦。所以，了解不舒服或功能紊乱造成的不同程度的影响是很有意义的。

牢记一些关于健康的概念也是很有用的。温尼科特（Winnicott）（1971：6）在描述健康的生活时这样解释道：

> "健康生活的特征是恐惧、矛盾、怀疑、失望等消极情绪和积极的情绪一样多。主要的一点是男人或女人感觉他或她是在过自己的生活，为自己的作为或不作为负责，既能把成功归功于自己，也能为失败负责。换句话说就是个人从依赖他人过渡到独立或自主。"

治愈的目标是：

- 通过放松练习等手段消除或缓解诸如焦虑或抑郁等症状。

- 纠正（精神）病理学，如通过处理拒绝性重复动作或是强迫性重复动作来解决冲突。在这里，戏剧疗法的隐喻对于患者客观地，以另一种方式看待问题是非常重要的。这也可以通过心理疗法和／或药理学来处理。

- 解决好问题产生的根本原因，如正视童年创伤。再次强调，戏剧疗法可以帮助患者与他们的问题保持距离。

最后一项要求最高，而且在精神病学中也是需要应对问题最多的阶段。

对情感困扰人群的适当管理不仅仅取决于疾病诊断和性格评估，还要考虑他们的家庭、职业、社会背景、遗传基因和他们对自己人生经历的看法——他们的自述。在这种情况下，有时诊断会太过狭隘。这种诊断方式类似图书馆书架上书籍的分类，对于大体定位是有用的，但并没有给出每本书各自的名称和意义。

戏剧疗法、反精神病学和批判心理学

从 19 世纪起，所有的心理健康问题都被称为"疾病"，且人们一直在试图从"医学诊断"角度（更准确地说是从生物学角度）寻找这些疾病的病因。在20世纪60年代，反精神病学运动兴起，其拥护者痛恨精神病学对于病人的分类。R. D. 莱恩（R. D. Laing）和托马斯·萨斯是这场运动的主要倡导者。这场运动使人们的关注点不再单纯集中在修改一些（具有冒犯性的）医学术语上，人们同样开始关注一些社会权力问题，也促使医院将治疗重点从长期治疗转移到社区关怀上。一种全新的综合概念得以出现，不仅引发了具有社会和法律意义的改变，而且也给术语命名带来了不小的转变。最初人们对所谓的"医疗模式"的反对是很极端的——反对者认为，几乎所有精神病学的发展进步都是某些医学权威的一家之言（Lemma, 1996: 199），然而，认识大脑运转和化学反应的现代方法表明，不能忽视大脑／思维的连续性（Greenfield, 1997: 149; Robertson, 1999: 8）。这并不意味着19世纪60年代产生的更广阔的治疗视角已经被人们遗忘，或是与戏剧疗法实践毫不相关。当代批判心理学中仍存在类似的批评观点。批判心理学和传统心理学在许多重要问题上存在分歧。在批判心理学家看来，主流心理学（包括临床心理学的主要形式）涉及的一些实践和规范会损害社会公正，继而对个人、团体和社会发展不利（相关例证参见 Newnes et al., 1999, 2001; Joseph, 2003）。根据其（不同的）个人信仰和／或工作背景，每个戏剧疗法治疗师对这些观点的态度会有所不同。然而，戏剧疗法界存在广泛共识，认为治愈是戏剧疗法治疗师通过表演这种手段促使患者产生的一个内在的、个体的过程。

诸如（在英国或其他地方）迅速关闭大量精神病医院等激进措施，给需要长期治疗或是对他人和自己都很危险的人群带来了很多问题。其他如建立小型住宅单元并对住在社区的脆弱群体予以援助等措施，促使一些全新理念在精神健康领域产生。然而，不管起初的运动有多激烈，在对精神健康问题的治疗上，20世纪后三十年里各种思想融合，形成了更为平衡的观点。这也包括了戏剧疗法的建立，而戏剧疗法也是英国精神健康服务提供的治疗方法的一部分。例如，在这一时期，艺术疗法（绘画、戏剧和音乐）被视作"药物治疗的专业辅助"；与此同时，戏剧疗法开始被英国国家艺术医疗服务体系所采纳。其中的一部分原因是主流精神卫生保健的融合，使得戏剧疗法实践与精神病学的语言和方法联系起来。

精神病概念和戏剧疗法

在戏剧疗法的环境中（特别是和其他医疗保健专家工作时），不给病人贴"标签"，不否认病人的个体特征，而是如之前所提，把一组症状（综合症状）的集合名称作为有效的诊断标签，它们不仅可以表明其可能的病程（预后），同时也显示了一些可能的治疗方法，包括精神病疗法、戏剧疗法或是其他疗法。为找到大众广泛接受的症状分类，国际上经过讨论，在如何对症状特征进行分组达成了一致意见，为精神疾病的诊断制定了指导方针。英国国家医疗服务体系正在使用《世界卫生组织国际疾病分类的精神病学术语表（第十版）》（ICD-10）。《美国精神病协会诊断与统计手册（第4版）》也被广泛使用。为了避免使用"精神病"等贬义词，ICD-10中大量使用短语"精神失常"。为了与其他治疗该患者的医护人员交流戏剧疗法的治疗效果，了解患者情况，戏剧疗法治疗师需要掌握精神失常的主要分类。想要更多了解焦虑抑郁障碍、精神分裂症、器质性精神障碍、人格障碍、药物滥用的主要分类，可以查看上文提到的相关手册。

在治疗患者时，除了要考虑诊断外，还有很多附加"体系"需要考虑，如：个人生活经历、家庭、遗传和社会背景。根据条件和背景，在管理任何个体时需要考虑每种"体系"的相关性。

需要记住的是，身体疾病有时会导致或是引起心理障碍。戈登伯格（Goldberg）和赫胥黎（Huxley）（1992：109）阐述了可能发生这种现象的五大类情况：

1. 身体上症状对个体的影响——人们对生理病症感到恐

惧，担心这可能是癌细胞增长的信号。

2. 神经疾病或内分泌疾病等身体状况直接导致的结果，如多发性硬化症或甲状腺低能。

3. 多种或长期的疼痛，可能会导致忧郁。

4. 药物的副作用，有时会引发抑郁症。

5. 慢性身体疾病，尤其是当导致身体部分瘫痪或残疾的慢性疾病。

个体疾病

"个体疾病"是一个非常有用的概念，这个概念将个体与由生物疾病造成的功能失调区分开来（Fulford，1989：书后附录）。人生病，人的身体（或思维）就会功能失调。这种差别清楚地表明个体特征才是治疗时最应关注的对象。

正如经常提到的，个人机能失调是指由于机能改变，导致在某一特定时间产生可识别的病症，在实际情况下，这种病症持续的时间往往不长。患者个人或其亲属通常能描述发病的实质和发病过程。患者会就一些常见的症状向专业保健医生，包括戏剧疗法治疗师，寻求帮助。这些病症包括：

1. 抑郁。从不舒服的感觉或伤心，到一些根深蒂固的精神绝望，这甚至会使患者产生自杀的念头。

2. 过度焦虑。从一般的焦虑感，到恐慌症和 / 或为避免某个后果，强迫性地重复某些动作。

3. 饮食障碍。饮食障碍种类很多，从担心体重的饮食障碍，到饥饿症和威胁生命的厌食症。

大多数人（包括戏剧疗法治疗师）都能辨别以上这些病症，而且大多数人在不同的年龄阶段或是不同的时刻会遭受不同程度的病症。只有当这些症状非常严重，影响人们的正常生活时，这些症状才会被称为精神健康失常的症状。这并不意味着戏剧疗法不是治疗抑郁、焦虑、非病理性饮食问题的恰当方法。事实上，戏剧疗法能起到很大作用。

主要的精神失常和戏剧疗法干预

戏剧疗法治疗师在培训时初步认识了精神健康行业的问题、概念和语言。在精神健康治疗背景下，他们也会花一些时间与患者相处，这样他们就能清楚地了解一些在戏剧治疗时需要说明的精神健康问题类型。如果戏剧疗法治疗师是已经接受过训练的精神健康专业人员，那么他们就会通过与患者的接触，选择自己不熟悉的问题进行探讨。在精神病学背景下，大多数接受戏剧疗法治疗的人患有精神障碍或是情感障碍。为了能治愈这些患者，有时需要对戏剧治疗法的一些通用方法和实践做出改进。

抑 郁

大多数人都会在某个年龄段经历抑郁。这有可能是由失去亲人或是其他形式的个人损失造成的，也就是说，这与压力相关。这种抑郁维持的时间较短，且通常不需要治疗（尽管有机会在戏剧治疗情境中探索思想和情绪可能对此有帮助）。如果抑郁的情况持续了很长时间，而且削弱了身体机能，那就可以被称为疾病而需要治疗。抑郁可以分为"轻度抑郁" 和"重度抑郁"，这两种极端的抑郁情况之间肯定是有等级划分的。

轻度抑郁的症状有感觉意志消沉、缺乏兴趣、睡眠质量差——患者常常在清晨时感觉很虚弱——食欲不振、体重下降、精力不足，并且在连续数周之内都会很疲惫。虽然面临一定的困难，但是轻度抑郁症患者通常能继续工作且能够正常活动。重度抑郁发作时更强烈，患者会躁动不安、焦虑而且极度痛苦，通常会导致无法工作，身体机能减弱。有时患者会反复考虑一些事情，而这会干扰其正常的思维和行动。对于那些愿意倾听的人，患者可能会向他反复表达自己的想法或经历——这和柯勒律治的诗歌《古舟子咏》很像。这种经常性的重复似乎没有目的也没有解决办法，但这表现出患者是缺乏自尊的。而朋友、亲戚和戏剧疗法治疗师可能会对这些重复难以忍受。例如：

案例：格特鲁德的永无休止的故事

格特鲁德是一个患有重度抑郁症的中年妇女。她不停地重复她那被剥夺了快乐的童年，这让她的丈夫越来越痛苦，越来越难以忍受这样的她。格特鲁德看的是门诊，她总是在预约时间之前很早就到了。当她在接待处报道时，总会向接待员讲她的故事。然后她又向社会服务人员、值班护士讲她的故事，最后会和等候室里任何愿意倾听的人重复她的故事。当她见到精神病医生时，她会说："光是来这家诊所，我就感觉好多了！"

有时更加严重的抑郁会伴有记忆混乱，这可能会导致定向障碍、记忆力损缺和自我界线不明，进而会感到孤立和没有价值，也可能导致抑郁性的假性痴呆。严重的抑郁症也可能使患者产生自杀的想法（甚至很有可能试图自杀），患者同样可能会出现一些精神病症状，并因此入院治疗。

对大多数的抑郁患者而言，戏剧疗法也许是恰当的干预方法。如果治疗小组中患者的抑郁程度不尽相同，那抑郁程度较轻的人可以帮助抑郁程度较严重的人振奋情绪。戏剧疗法治疗师要注意，为了避免适得其反，应使患者在力所能及的范围内行事，否则会导致小组和个人士气低落。简单地讲，刺激性的治疗会帮助患者克服由抑郁带来的疲劳和无力感，但同时也要考虑到患者可能会有注意力不集中的问题。

　　如果戏剧治疗小组中有着抑郁程度相同的患者，那目标会变得更加明确。例如，如果患者只是处于抑郁的早期阶段，戏剧疗法治疗师能帮助他们克服经常困扰他们的孤立感和无助感。如果是因为失去亲人、离婚、身体伤害或失窃而抑郁，那在某一时刻，患者需要正视这种情况；但是他们最急需的是安全感、被接纳和一个宁静的环境。这任务对于戏剧疗法治疗师来说非常适合，例如，戏剧疗法治疗师可以描绘出宁静的地方，甚至可以采用编故事的方式，通过想象自己处于那样的环境中，让患者放松下来。在为抑郁症患者设计和进行戏剧治疗时，戏剧疗法治疗师要考虑到患者抑郁症状的严重程度和持续时间。尽管在某种程度上这种分类是不准确的，而且每位患者的症状又是不同的，但是根据轻、中、重三种不同程度的抑郁来采取相应的戏剧治疗方法，也是切实可行的。

　　轻度抑郁　轻度抑郁通常时间较短，尽管痛苦，但并不是完全丧失各种能力。首先，对戏剧治疗小组中的轻度抑郁患者，治疗目标是要给予他们包容和希望，强调他们的能力，增强他们的自尊心。比如，为他们提供一个安全的地方，让有着相似问题、不会因自己"奇怪"而害怕的人们相互见面，并且形成清晰的界限，这就是对他们的包容。让他们明白他们在哪儿，和谁在一起，要待在一起多久，职工和组员的作用以及小组的运作，都能帮助他们弄清方向。通过如讨论、讲一些"希望"最终战胜"绝望"的故事（白雪公主被邪恶的皇后下毒，但是后来被王子救醒就是这样的例子）和开展一些能给他们带来一线希望、暂时提高情绪的活动，让他们明白抑郁只是暂时的。通过鼓励他们运用自己的能力来强调他们的才能。身体对抗的比赛和运动有助于促进活动，并能激发进一步的行动。利用思维和口才的游戏与练习促进心智活动，如"我去超市，我把……放到篮子里"的游戏，这里第一个人说一件东西，然后下一个人接着说，以此类推，每个人试着记住之前提到的东西。可以通过以下方式建立患者的自信心：鼓励不断增强的自尊心和创造力；通过与他人交往克服孤立的情绪——与他人眼神交流、互相回答和倾听；利用游戏和即兴表演。也可以通过讨论、准备和支持他们参加社会活动来鼓励他们从事日常活动和自己感兴趣的事。

按照戏剧疗法的初步干预，患有轻度抑郁的患者可能很快就进入复原阶段，这时治疗目标就应调整为：

- 重新建立社交技巧和沟通技能；
- 重获自信与自尊，消除愧疚感；
- 为重新回到工作和／或惯常活动做准备；
- 如果合适的话，发现新的兴趣，建立新的联系。

案例：桑妮塔表现自己

自从丈夫去世后，桑妮塔就变得抑郁了，并且总是一人独处。她不愿意离开屋子，而且避免与人见面。别人给她介绍了一个戏剧治疗小组，但她不愿意参加。最后她母亲说服她来试一下。刚开始时，她不愿意参加活动，只是独自一人坐着，观看他人的活动。一天，有一个游戏要求组员提问并回答问题。简问道："英国哪个城市有斗牛场？"桑妮塔小时候是住在伯明翰的，所以她立刻答道："伯明翰——但是那里没有牛。"每个人都笑了，她想到那座城市的斗牛时也跟着笑了。在下一次讨论城市的小组治疗中，她能向组员谈论她生活在那里时的一些事情了。接着戏剧治疗小组分为几队，即兴表演他们成长的环境。桑妮塔试着在城市生活的场景中扮演了一个小角色。接着各队向其他组员呈现了他们的即兴表演。桑妮塔非常惊讶地发现自己可以在众人面前进行表演。从那天起，她开始融入其他组员中，最后她还接受了小组成员简的邀请，与她一起喝茶。

中度抑郁　随着抑郁程度的加重，戏剧疗法治疗师需要放缓其干预的节奏，安排更多时间让患者谈论他们自己。注意力不集中会使得一些活动很难进行，所以建议进行一些简单、可以完成的活动。当患者从抑郁中恢复过来时，可以采用一些有助于恢复的方法。

对于中度抑郁症患者来说，其治疗目标不仅包括轻度抑郁患者的治疗目标，还要帮助患者接受他们的身体症状。同时，让他们安心、明白他们的抑郁是可以治好的，抑郁持续的时间是有限的。与这些目标相关的是要努力帮助患者接受任何可能发生的精神失常的情况，安慰他们这并不表明他们"要疯了"。戏剧疗法的练习活动强调身体意识，确定个人界限，这有利于上述目标的实现。

重度抑郁 重度抑郁患者的活动能力非常有限。这对于经历重度抑郁的患者来说也许是必经的阶段，戏剧疗法治疗师要让他们学会忍受一些精神疾病症状，如妄想自己犯下了不可原谅的罪过。安慰他们这些感觉和体验是抑郁症的一部分，这和努力让他们对外界活动感兴趣一样重要。这一时期戏剧疗法治疗师的主要目标是包容抑郁症患者，向他们传达"坚持下去"的意识，给予他们安全感，让他们知道这一痛苦的阶段会过去。还要给他们提供宁静的环境，这个环境里没有匆忙感和紧迫感，没有让患者立刻"离开"的压力。这需要戏剧疗法治疗师忍受上文描述的重复性谈话，还需要不断地安慰患者，让其明白当下严重的抑郁阶段终将过去。

温和而有创造力的活动和运动对建立宁静的环境、提升自尊都是有帮助的。治疗严重抑郁的人群时，最重要的是要宽容和接受他们。药物治疗和／或想退出社交活动都有可能导致患者在治疗阶段睡着。如果这种情况经常发生，戏剧疗法治疗师可以和患者讨论是否接受睡觉或是尝试激起他们的积极性。也可以和治疗团队的其他人员谈论此问题，确认药物是否需要更换。有时戏剧疗法治疗师会对长期接受抗抑郁治疗却没有效果的患者失去耐心。有可能是治疗师感染了患者的绝望情绪，或是治疗师不自觉地对治疗没有反应感到失望。对治疗师来说，最重要的是要有足够的自我意识和专业督导，以免对患者造成负移情。

在治疗重度抑郁患者时，应强调其才能并鼓励他们发挥自身能力。虽然进程可能会放慢，但是上述对抑郁程度较轻的患者所使用的许多治疗活动和确定的治疗目标，对严重抑郁患者的治疗也适用。然而，他们的需求更广泛。例如，温和、积极的话语训练和运动能帮助他们缓解身体和语言上的紧张感。此外，诸如画画、讲述或是编故事以及即兴表演等小组活动能帮助他们消除任何形式的孤立感。利用一些故事或想象也是很有帮助的，它们必须是能帮助患者表达感受或是找到另一种视角来看待想法和情感的故事，比如（上文提到过的）可以引发想象或有关转化的故事，如青蛙被公主亲吻了之后变成了王子。

治疗抑郁患者时，治疗师需要密切关注他们身体的变化，这点是很有必要的，因为这通常反映出他们的精神和情感状态。例如，抑郁患者和他人眼神接触的频率是和他们的抑郁程度相关的。若患者开始主动看人的眼睛，表明他们的抑郁程度在减轻。行为和情感的联系也是非常紧密的，正如情绪决定行动一样，活动也会反过来影响想法和感觉。无论是哪种情况，很显然，谨慎地使用戏剧疗法中那些鼓励与他人交往和直接接触的活动，可以帮助患者建立自信并减轻一些抑郁症状。

遭受严重抑郁的人有时觉得活着没有意义。如果在治疗期间，患者承认自己有自杀的想法，那么就有必要将患者的这些想法报告给该患者的医务监管人。如果可能的话，患者自己应将相关情况报告给其医务监管人，本书第三章曾经对类似情况进行了简要说明。如果患者不主动报告，戏剧疗法治疗师则需要负起这一责任，报告相关情况。

案例：帕特丽夏通过了隧道

帕特丽夏是一名中年妇女，她来参加戏剧治疗是因为她正遭受中度抑郁的困扰。这一小组的其他人是和她年龄差不多的妇女，且她们都患有抑郁症。帕特丽夏的抑郁因为她家庭的问题而加重了。她的女儿正为离婚问题闹得不可开交，她的孙子在学校又闯了祸，而她自己的婚姻也岌岌可危。她入院接受治疗后病情更加严重了。她尽力坚持参加小组治疗，尽可能参加小组活动。但是随着她抑郁程度加深，她变得越来越沉默寡言。她承认她唯一感觉孤立感稍微减弱的时候，就是她来参加小组治疗的时候。为了摆脱抑郁症，她接受了各种各样的治疗，也因此不得不转院。在几周的治疗后，她的病情开始好转。在她恢复的时期，她又回到之前的小组进行治疗。在组员谈论他们的精神状态时，戏剧疗法治疗师建议他们每个人用一幅图像来描绘他们的感受。帕特丽夏说她看到自己在一条又黑又长的隧道中间，隧道很封闭，她几乎快要窒息了，而且每向前走一步需要付出巨大的努力。回到黑暗中对她来说会相对简单。

在接下来的讨论中，简和菲比都说自己也处于那样的情况，也承认向前走需要很大的决心。几周后在小组治疗期间，简拜访了帕特丽夏。小组的其他成员也给予他们支持，最后她脑子里的图像开始改变。黑暗没有那么吸引人了，封闭感也没那么难以承受了，在她的幻想之旅中，她能向前走几步了。

帕特丽夏的故事表明抑郁症的强烈程度和恢复所需的勇气是密切相关的。她对戏剧的热情在于她通过隐喻的方式观察自己的情况，而这种热情和她对戏剧治疗小组组员的依恋贯穿于整个治疗过程中。尽管戏剧疗法不是帕特丽夏接受的唯一治疗方法，但是这有助于她全面认识自己，并且给了她生存的动力。

对现实的不安：精神错乱

大多数抑郁患者能力低下，但至少能明白一些"现实"情况，而有一部分精神病患者的显著特点是有严重的思维（和情感）障碍。这种情况的患者，其认知是脱离"现实"的，健康人很难理解这种情况。这会导致极端的定向障碍、恐惧和痛苦。这种病症通常被视为精神错乱。

对健康的人来说，辨别精神错乱的症状比辨别抑郁症的症状更难。虽然每个人睡觉时都会做梦，而且偶尔会幻想或者做白日梦，我们梦里的世界有可能很怪异或者很可怕，但是一些人会躲到精神错乱的内心世界中，这种行为更加让人难以理解。人们有可能会梦到自己是其他人，或自己是正在演戏的演员，在扮演着不同的角色，但是他们知道那都不是真实的。然而，遭受精神疾病折磨的人不会意识到这种差别。他们真的相信其幻想的生活才是真实的，相信他们真的是他们想象中的那个人，而且按照那固执而错误的想法行事。没有能力将现实与他们的内在思维与想法区分开来，这正是精神错乱的特点（Lemma,

1996：156）。有时幻想的生活比可怕的现实更具吸引力，但它是令人害怕和不安的，特别是在偏执的状态下，那些幻想是他们受到迫害的幻想。这些错觉有时会被投射到他人身上，患者认为某个特定的人想伤害他们。

在精神错乱的状态下，人有时会听到自己头脑中的声音。患者在想要讲述那些幻觉时，会把这些幻觉投射到邻居甚至是外星人等外部力量上。患者想为他们的错觉或幻觉找到合理的解释是可以理解的。他们努力让他们的经历听起来合情合理，但这在其他人眼里完全是胡言乱语。这种误解对观察者而言是十分可怕的，因为观察者无法正常应对自己心智的焦虑（Lemma，1996：18）。如果观察者将自己的恐惧投射给患者，那其症状就会被扭曲并加剧。如果失去洞察力或者无法意识到自己思维的异常，那就会导致他们无法察觉自己机能运转不正常。戏剧疗法治疗师提供了一些方法，让出现幻听者和治疗小组中的其他组员能对此现象有一些看法，甚至让其接受这些现象。这一过程往往会缓和他们出现幻听的痛苦，如：

案例：莉蒂亚向撒旦说出了自己的想法

有一戏剧治疗小组由患有精神分裂症的中年妇女组成，莉蒂亚是其中的一员。她信仰上帝。她认为在晚上祷告时听到了撒旦的声音。除了对此感到焦虑外，她并没有其他的精神错乱症状。过了一段时间后，她才信任戏剧治疗小组，并告诉大家她听到的声音。戏剧疗法治疗师试着让她表演一下她回答撒旦时的场景，表达她对此的情绪。在治疗组中，有人扮演撒旦的角色，因此她能更自如地交谈。之后，组里有三人同样表示自己听到了声音。大家对此进行了广泛的讨论。在下次见面时，莉蒂亚表示，尽管那声音没有消失，但是她现在知道那是来自她自己思想的声音，而不是来自外界力量。所以她现在更有能力应付那声音了。

约翰·卡森（John Carson）是一名戏剧疗法治疗师，同时也是一名心理剧作家。他广泛研究了戏剧疗法对经历过幻听的人的影响。他 2004 与他的患者一起对利用戏剧和剧场表演治疗进行了探究，特别是针对一些受虐的幸存者和被诊断为精神分裂症的人。

精神分裂症

精神分裂可能是人们最熟悉的精神疾病，但精神疾病不仅限于此。精神分裂症有多种表现形式，最典型的是思想与情绪的极度混乱，大多数是在青少年晚期或是二十岁出头时发作。精神分裂症的发作可能会很突然，这种情况下其症状会很剧烈。

病症也有可能会一直潜伏，逐渐变得严重，且需要寻求专业的帮助。布洛伊勒（Bleuler）创造了"精神分裂症"这一术语——取自希腊语，字面意思是"分裂的心智"，用来描述精神病的情感、想法和认知分离的特点。之前这一术语被错误地描述为"人格分裂"，事实上，这一术语讨论的是情感、思想、认知等功能的分离，以及这些功能无法作为一个整体，协调一致地运转（Lemma，1996：156）。该现象的结果是产生扭曲的想法或观点，这就会导致不恰当的行为或误解的出现。患者紧接着就会失去自我界限，最后会很难区分什么是"我"和什么不是"我"。患有精神分裂症的人不可能将内心实际同外部世界区分开，只留下难以表达的混乱的内心世界。患者因精神的分裂造成的混乱会使其无法整体感知事物，进而导致思考和感知上的困难。对于旁观者来说，这些患者的话语有时难以理解，行为也离奇怪异。对患者来说，其自身的行为是合理的，但就像其他精神疾病一样，这些患者的行为可能会招致他人的误会和曲解。此外，一些负面症状也会出现，如失去动力和兴趣、注意力不集中和情感退化。这种干扰对家庭的影响是巨大的，因此当治疗精神分裂患者时，务必要对患者周围亲人朋友的情绪予以适当关注。

近年来，对于引起精神分裂症的原因存在很大争议。有观点表明它是由家庭和／或社会环境引起的（Grainger，1990：

64-9），而其他理论则认为是遗传／身体根源（Farmer et al.，2005：179）。无论戏剧疗法治疗师持何种立场，都不应该影响到治疗。混乱的思想和困惑的身份会对社会关系造成影响，而只有当前的关系才与治疗直接相关，之前失去作用的关系对治疗不产生影响。戏剧疗法治疗师可以采取有效而简单的方法，促进患者与他人的交流，从而使患者不再遭受由精神分裂引起的孤立感和分离感的困扰。

案例：从气球到对话

为治疗多年遭受精神分裂症困扰的患者建立了一个戏剧治疗小组。组员都活在自己的内心世界中，不与他人作过多交流。他们大家一起玩气球，互相把球扔给对方。这个游戏基本上占去了第一次治疗的全部时间。第二周，戏剧疗法治疗师把小组成员分成几队，相互竞争。玩气球、沙包和球的游戏是他们治疗过程的大部分内容。过了一段时间，组员开始互相谈论他们玩的东西：包括这些东西的颜色和材质等。他们逐渐开始互相了解，并开始谈论其他事情。

急性精神分裂症　精神分裂症患者处于急性阶段时，戏剧疗法治疗师可能会参与治疗。这一阶段的显著特点是出现幻听、错觉、妄想和逃离现实。患者可能出现自我形象紊乱（体象障碍），也可能会对过度刺激难以忍受。在此时，治疗的适当目标是要包容，即提供一个安全的地方，在那里不会强制性地要求他们变得"正常"，治疗师要表现出努力接受他们本来的样子和他们有精神错乱症状的现实，并且帮助他们缓解孤立感。对于常常经受这些可怕症状的患者，接下来戏剧疗法治疗师是要引导他们明白，他们并不需要独自承受这些问题。戏剧治疗也会建立起时间、空间和个人的界限，这样就能在混乱的感知世界里创建结构。但是，如果患者觉得应付这些症状和戏剧治疗的作用很困难，那更有益的方法是推迟戏剧治疗开始的时间，直到患者做好了充分准备（见下文的康复章节）。

因为患者常常不确定其个人界限，也很难把自己与他人联系起来，所以有时会把他人纳入他们自己的妄想系统中。而使用如气球、皮球、靠垫和环等物体能有助于患者将注意力集中在身体界限和外部活动上。思维阻塞会造成语言连贯方面的问题，使高强度的语言活动变得困难。如果幻想的世界占主导地位，那么采取行动或是实际事件会比单纯的想象更加合适，因为有时人们在这种状态下很难区分现实和想象。关注每个患者使用的语言可能会使戏剧疗法治疗师明白患者希望表达的想法和情绪。这个过程很困难也很复杂，但如下文所述，若取得成功，该过程收效也十分显著。

案例：帕梅拉丢失的孩子

　　帕梅拉在组里经常谈到一个小孩，她会给她留座位，还不时地说到这个小孩的事，比如"她现在要睡觉了，我们安静点。"那里并没有小孩，但是治疗师乔安妮并没有评论帕梅拉的表现。一天，乔安妮被叫去陪同帕梅拉去另一个地方。汽车把她们送到了另一个城市。她们下车时，帕梅拉觉得孩子"又"丢了，焦虑不已。为了搞清这一情况，乔安妮参考了帕梅拉几年前的临床笔记。事情搞清楚了：在她发病初期，她的小女儿被送入了教养院，此后她就再也没有见过她的女儿了。这就是帕梅拉产生幻觉的原因。乔安妮自己也有个小孩，所以她对帕梅拉产生了共鸣，可以理解帕梅拉的境况。

　　患精神分裂症的患者在密闭空间里可能会心神不安或注意力分散，所以在小组治疗中应有充足的灵活性，病人在任何时候都可以离开并再回到小组中，或决定退出活动。当病人明显无法集中精力时，则该组病人的戏剧疗法治疗须有明确的时间限制，最长为一个小时。

康　复

　　作为康复手段，戏剧疗法更普遍地被用于精神分裂症的后期。正如上文所述，当情况很严重时，患者有很多要应对的事情。患者需要找到方法接受他们所遭遇的事，或者让自己习惯可能产生的后遗症。戏剧疗法在精神分裂症患者康复阶段的目标是，在他们经受极端症状和有更多理性精神的过渡阶段给予他们支持，让他们做好准备，重回医院外的生活，努力接受和容忍发病时期可能随之而来的限制。在这一过程中，信心建立、社交技能和角色训练都能起到很大的作用。

如果缺乏动力，这样的消极症状仍旧存在，就需要鼓励患者独立面对生活。运动、身体意识训练和互动游戏能刺激反应。幻觉可能仍然存在，必须要接受它们，将其视为日常生活的一部分。这里讨论的幻听通常是精神分裂症引发的。同时，也有可能出现视幻觉（看见现实中不存在的人或物），这通常在本质上是有害的。治疗师可以鼓励患者谈谈他们的幻听，或作为理解和接受幻听的一种方式，还可以和幻听进行对话。经过综合调查后，罗姆（Romme）和埃舍尔（Escher）（1993：180-1）认为出现幻听的人否认幻听的情况是没有帮助的，接受幻听（和他们自己）对于建立成功的应对策略非常必要。他们认为幻听是有所指代的，而且发现幻听的指代意义可以帮助患者应对这些事情。卡森（2004）详细陈述了他对幻听患者进行的治疗，包括声音训练、投影游戏（使用头巾娃娃、动物玩具和纽扣等）、面具游戏等治疗手段。他在研究（2004：

235）中记录到：

> 可以断言戏剧疗法和心理戏剧都倾向于减少幻听及其影响；要努力改变幻听，使残留的幻听攻击性和威胁性减弱，与此同时提高人们的应对能力，使其对幻听的态度朝着相信自己能控制情绪的方向改变。

通常，在用戏剧治疗精神分裂症患者时，治疗师需要表明实际生活的重要性，强调个人在生活中的角色（例如家庭和职业中的角色），重视促进互动的游戏，以此来帮助人们建立合理的行为模式。对有着不同问题的一组患者进行治疗可以提高他们的沟通能力，加强与他人的联系。这尤其可以帮助青少年减少孤立感，使他们对组员间的互相支持和帮助给予积极回应。

像其他接受医学治疗的患者一样，对精神分裂症患者进行治疗时，应充分考虑药物的副作用及疾病本身显现的问题。治疗师需要保持刺激与治疗之间的平衡，以避免不利于治疗的过度刺激。一些患者觉得一次专注于多个刺激会有困难，所以将音乐或背景声与动作一起使用时要仔细斟酌。考虑到患者不能长时间集中注意力，每次只给患者一个指令，且尽量使指令简短明确，是明智的做法。关于药物的使用，无论个人观点是什么，他都必须接受一点，即如果患者正在服用处方药，而调整剂量也不能控制其副作用的话，就得把其副作用纳入患者和治疗师共同努力的治疗过程。与传统治疗精神疾病的药物相比，现代药物产生的副作用更少。但在治疗期间，治疗师应记录下观察到的任何困难，并与治疗该患者的其他团队成员和／或治疗师一起探讨。卡森（2004：35-6）观察到，在他的患者中，药物治疗与戏剧治疗保持平衡得到的效果最好。

其他精神病状态

尽管精神分裂症是导致患者与现实脱节的最常见原因，但是极度抑郁、痴呆、焦虑、滥用精神活性物质也有可能导致精神病病发。脱离现实与精神分裂症相似，但其持续时间较短。错觉常常与身体失调或不合理的愧疚感相关。患者会达到一种状态——认为错觉世界会比真实世界更真实。戏剧疗法和其提供的治疗距离会帮助患者重获平衡感和现实感。

案例：科菲的愧疚

科菲非常抑郁。他的女儿为了另一个男人，离开了自己的丈夫，科菲觉得这一切都是他的错。他对此深感愧疚，满脑子都是这件事。他躲在角落里，只是在告诉别人他做的错事时才开口说话。事实上，他对他女儿的行为毫无过错，但是他的错觉让他脱离了现实。在进行适当的药物治疗后，他能够加入戏剧治疗小组了，并且能更客观地看待这一情况。通过对家庭情况进行角色扮演，他明白了自己抑郁症发作的原因和女儿的婚姻问题是有关的，而他女儿的婚姻问题也成了他意志消沉的重要原因。

英国皇家精神科医学院（伦敦）制作了有关丧亲和精神健康问题的小册子，上面也有一些父母应该了解的信息，如毒品问题等（www.rcpsych.ac.uk）。

痴　呆

痴呆是认知障碍的一种状态，通常发生在老年时期，尽管年轻人也可能发生某种形式的痴呆。对时间、空间及人的困惑和定向障碍通常与记忆力减弱有关。对于造成痴呆的原因，人们最了解的可能是阿兹海默症。这是一种会不断恶化的疾病，患者的身体和心智功能会逐渐丧失，独立能力也会不断下降。对于阿兹海默症患者和其他痴呆患者，恰当的刺激有利于他们尽可能地延长记忆和理智。利用如"我去郊游，我在篮子里放了……"的记忆游戏，组员会列举一系列他们可能会拿的东西，或回忆过往的事件，这些对于治疗疾病都是有益的。

由痴呆引发的健忘会逐渐加重，但这一过程通常较为缓慢，所以戏剧疗法治疗师在治疗这种情况的患者时会发现，同一治疗组中，患者能力差异很大。随着病情加重，患者会向他人寻求更多的帮助，例如，需要他人帮助确认方向。起初患者需要别人指引他们去卫生间；病情恶化后，患者需要别人提醒他们去卫生间；到最后，患者需要别人定时带他们去卫生间。患者说的话会变得不完整，交流会变得困难。因为患者能力不同，所以在为整个小组制定治疗标准时，应充分考虑有着相似治疗需求且独立能力相似的患者的情况。每个独立能力差的患者可能都需要一个治疗师或助手的帮助。小组中大多数人的独立能力比较强，可能不需要治疗师过多的帮助。无论痴呆的情况有多严重，由两三个患者和助手形成团队对其治疗都有意义。当患者不能用言语表达时，他们或许仍然能够领会到小组交流的想法，并从参与社交中获得些许帮助。

考虑到不同的活动，有必要偶尔让身体活跃的年轻人加入年老的、能力较差的治疗小组。针对积极治疗的患者，个人运动疗法可以作为小组治疗的补充手段。

早期阶段

治疗神志不清和语言表达有困难的患者时，在小组中结合"辅助人员"的帮助，可以促进戏剧疗法治疗师的工作。辅助人员就是助手，他们不是戏剧疗法治疗师，但是他们了解戏剧。

戏剧工作者能让人们熟悉戏剧，并使感兴趣的工作人员和参加过戏剧治疗培训的志愿者们保持热情。同时，戏剧系学生在帮助患者理解和行动方面起着重要作用。如果患者的理解和注意力都有限，助手可加以解释和指导，帮助患者克服影响运动的体力方面的困难，通常还能帮助患者享受治疗过程。

当治疗独立能力较强的痴呆患者时，建议 4 ~ 8 人为一组，但这也取决于他们的精神和身体状况。组员可能会有短期记忆问题和理解问题，所以建议一次给出一种简单的指令，而不是给出一组指令。当他们在理解指令时，可能会有躁动和焦虑情绪，所以应给出足够的时间，确保每个人都乐于接受指令。例如，给出指令后须等到所有组员都明白指令意义，再给出开始行动的信号。这种小组的需求是：

- 明确的时间界限，在房间中的空间界线，提醒患者哪些活动应该在哪个房间内进行。
- 给出清楚的指令和可以达到的目标。
- 通过解释每种活动的相关性让他们理解活动有治疗目标，让他们明白在这个组中"玩"很安全。

对于痴呆患者中独立能力较强的小组，其目标是保持和增强他们的体能。方法可以包括：

- 记忆训练和保存认知。就像身体的健康状态可以通过身体锻炼来得以提高和保持一样，智力也可以通过使用这种方法得以保持。适合这一目的的很多游戏和练习包括"我去海滩了，我需要带……"，第一个人说出去沙滩应该带的一件东西，然后第二个人重复第一个人说的东西并且再说出另一件东西，直到所有的组员都已说完，再重复之前说出的所有要携带的东西。

- 身体锻炼和机体感官锻炼。一些简单活动是增强身体活动能力的好方法，比如摸到四周墙壁，然后再回到自己的椅子上。

- 现实定向。如之前提到的那样，这包括对地点、日期、季节和活动等的提醒，比如，让他们看看窗外，注意一天中的时刻和一年中的季节。

- 保持社交和沟通技能。如对搭档描述一下自己喜欢的地方，这样的简单练习能达到此目的。

- 重新扮演并验证现有的角色。这样做是为了鼓励人们谈论每天的事情和活动。

- 接受失去的角色和未来可能无法独立生活的现实。这可以通过谈论变化，如果可能的话，还可以通过回想过去的活动和角色来达到目标。

- 提高生活质量。这可以通过鼓励创造、兴趣和社交来实现。例如，小组可以一起做拼图，或是（如果身体条件允许的话）手臂交叉相连一起走动，同时，患者在走动过程中呈现圆形或方形。

治疗需要依靠他人和／或需要长期照顾的患者，戏剧治疗须制定一个总体目标。患者会变得越来越不能自理，他们有可能丧失发挥自身能力的意志。创造性活动能调动心智、身体和情感，能够提高成就感、增强自尊。就这一点来看，游戏是很有帮助的。"空椅子"游戏是可以调动行动能力。这个游戏是这样的：一组人围成圈儿坐着，其中有一把空椅子。一个人站到中间，其他人继续移动，坐上空椅子。如果站在中间的人先坐上了空椅子，他们就保持不动，那么那个没有坐上空椅子的人就要走到中间。另一个帮助激活记忆的游戏是，如果有人不想做自己的话，他们得说出想成为的人。他们可以描述那个人，描述其在世界上的地位，以及为什么他们想成为那个人。如果他们的能力受损，他们就易于和他人脱离社会联系，这样就加速了机能的受损。患者使用自己的能力越多，他们保持其能力的时间就越长，他们能独立运作的时间也越长。

许多乐于奉献的人承担起责任，照顾那些需要长期照料的患者。鼓励所有成员在日常生活中寻找可以调动患者、吸引患者的方法，例如医护人员可以在分发饭菜，或帮助患者洗澡时和患者交谈，或者（向患者）描述他们工作或是购物的路线。为了避免患者与外界完全失去联系，提醒患者外部世界的存在是十分重要的。戏剧疗法，连同其有趣而安全的具体治疗手段，会对治疗这些患者发挥重要作用。上文已经提到了一些具体手法，但越简单的活动往往是越好的，这些活动有利于患者参与互动、社交，以及调动身体活动。

案例：波林给治疗小组带来了外面的世界

波林是一名志愿助手，她定期来帮助戏剧疗法治疗师照顾独立能力很差的患者。她住在乡村里，那里有一个美丽的花园。她每次来的时候都会为小组带一些自然界的东西——一朵鲜花、一片树叶、一个七叶树果实、一块石头等。她不仅帮助组织相关治疗活动，还为患者带来了来自外面世界的东西，刺激他们的感官，激起他们的回忆并鼓励他们互动。一名患者说"波林就像一股新鲜的空气"。

后期阶段

随着病情的恶化，对痴呆患者的治疗目标和治疗手段也会随之改变。无论患者的情况有多糟糕，治疗还是有一定价值的。患者的理解和参与能力可能不容易评估，患者的眼神交流或流露出的一些认知迹象可能是唯一的治疗成果。对注意力持续时间短的患者，治疗目标应该是现实且适当的。即使当患者不能进行语言交流时，他们仍会在行为和对他人的态度中展现出个性和品格。尽管他们的能力可能已所剩无几，但作为人类，他们仍然应当得到尊重。

在患者需要最高护理的阶段，无论是与其他患者共同接受治疗，还是单独接受治疗，"一对一"的治疗模式都是根本。对于自理能力极其低下的患者，合适的目标有：

1. 认知刺激——可以通过与患者交谈，找到他们能够回应的方式，如向他们展示图画和照片。

2. 社交——或许，社交活动（如果可以的话）最好是在小组中进行。

3. 身体运动——伸展和放松，跟随音乐移动和跳舞，都是鼓励患者进行身体活动的良好方式。

4. 感官刺激——听音乐或短故事，感受物品的质地，闻各种不同的气味和品尝不同的食物，都是刺激需要高度护理患者感官的恰当方法。

5. 现实定向——和独立能力强的患者一样，这是一个非常有用的活动，但是它常常对低水平患者的活动更有帮助。

6. 让患者感受人类温暖和价值——给每个人一些时间，让他们注意自身的服装和外貌，重视他们的关注点和个性，这些都是非常重要和有用的，因为它能鼓励患者与人接触，尊重患者的人格尊严。

这位戏剧疗法治疗师为患者留出了定期接受个体治疗的时

间。但是，照顾痴呆患者的护理人员，在接受专业训练时就须将上述治疗目标谨记于心。富有热情的医护人员会自发地将这些戏剧治疗中的原则扩大到日常生活中。

案例："行进着去吃午饭"

为了帮助那些无法平稳站立的人，戏剧疗法治疗师建议大家和着进行曲走路。达芙妮是救世军中的一员，在患者们独自向前行进时，她开始唱"基督精兵前进"的旋律。其他人也跟着唱起来，整个小组一起高兴地边唱边向前行进。朵拉是帮助戏剧治疗小组的护士。当治疗小组步行到餐厅吃午饭时，她开始唱起歌来，患者用唱歌和向前行进作为回应。这成了进餐时间的惯例。此外，一些工作人员认为，这种行进着去吃饭的方式是非常有趣的，而且变得越来越固定。

精神病、药物治疗和戏剧疗法

为了持续缓解精神病症状，治疗小组通常建议精神疾病患者尽早接受不间断的药物治疗，但这并不意味着对其他心理治疗及社会形式治疗的排斥。除那些用于缓解长期症状的药物外，也可以短期使用其他药物以对抗干扰行为。药物的好处要与副作用相平衡，主要的副作用有困倦、肌肉僵硬、焦躁不安、抑郁和唾液分泌过度。

一些特殊疾病也有可能使患者产生这些情绪，对于这一点，在向患者解释时务必要注意。通过调整药物的剂量和服用解毒剂可以将副作用减到最小。药物可以口服或是每隔 1 ～ 3 周注射。患者对这些治疗的反应是不同的，有一些患者会被动地接受或是满意地接受症状的缓解，而对自己状况缺乏了解的患者，可能会认为药物治疗没有必要，会拒绝或忘记服药。

近来，新研制的药物和之前的药物一样有效，且副作用更小。但是这些新药并不能通过注射的方式使用，所以患者必须要记住（或是有人提醒他们）服药。想要全面了解精神治疗药物，请见《英国国家处方手册》，这本书在大多数精神康复中心和许多书店都可以找到。一小部分患者已经对一些常用药产生了抵抗力，这些药对他们没有作用。戏剧疗法治疗师在设计活动时要记住这一点，并根据设计开展活动。如：

案例：维克拉姆被误解了

戏剧治疗小组中的组员在服用一种药物，该药物会使他们产生困倦感。这个小组演出的是一个家庭冲突剧。在这场冲突中，有一位家庭成员似乎对家庭发生的问题毫无兴趣。维克拉姆指出，因为所服药物的作用，他在家里也表现得和剧中的那个人物一样。这就引发了大家的广泛讨论，话题包括他们常常是如何被误解的，并且互相交流解决问题的办法，以便改善这种情况。事实上，其他组员同样受到这种影响，这一点帮助他们表达了这一问题。

总　结

戏剧疗法是一个有着许多实践风格和治疗智慧的创造性新兴学科。上述在心理治疗背景下的戏剧疗法仅是个人观点，实践者应该发展自己的方法。正如第一章所述，有多少戏剧疗法治疗师，就会有多少戏剧疗法的方式。

8. 戏剧疗法与其他形式的精神失常

除一系列已被归为精神病的思维障碍和情绪失调外，还有一些其他的思考障碍及情绪失调，其中包括人格障碍、情境焦虑、饮食紊乱以及滥用药物。本章介绍戏剧疗法对以上问题的治疗，涉及的人群虽不是精神病患者，但他们却饱受这些情感或感官失调的困扰。

人格障碍

性格特点是习惯性的、持续性的思维和行为模式；每个人都有着不同的性格特点，并且将会伴随人的一生。性格特点与由疾病导致的间歇性精神病症有很大不同。关于人格障碍是否可治，现在仍有很多讨论。人格障碍不被视为精神疾病，而是一种持续性的性格特点，有这种性格的人往往不能很好地适应环境（Lemma，1996：81）。有时，一些精神病表现出反社会性，甚至侵略性，往往会被误认为是人格障碍。因此，治疗师需要对精神病作出慎重诊断，以便对症下药，使病人得到恰当治疗。

在一个多轴心治疗方案中（详见第四版《美国精神病协会诊断数据手册》），即使是针对同一个患者，精神疾病和人格障碍的诊断也是被区分开来的。这一点非常重要，在确定治疗目标和评定治疗结果过程中必须给予足够重视。

案例：哈里的标签

哈里是一个年轻小伙子。有一次，他攻击了一个从他身旁经过的骑车人，因为他认为那个骑车的人可能会伤害他。他的暴力举动将他送上了法庭，接着被送往司法精神病鉴定中心。在鉴定中心，哈里周围大多是一些瘾君子。戏剧疗法起着帮助这些人实现社会康复的作用。在获准离开鉴定中心后，哈里再次攻击了一个骑自行车的人。但这次，他的行为和他听到的某种声音是有着一些联系的。紧接着，他被送进了精神病院，那里都是一些深受精神分裂症折磨的病人，这些病人的一切活动都是为了治疗他们的精神病。约翰是一名戏剧疗法治疗师，他碰巧在司法精神病鉴定中心和精神病治疗中心工作过。哈里的第三次攻击行为再次将他送进了司法精神病鉴定中心，尽管他似乎更喜欢精神病院。这几次经历似乎证明哈里确实患有精神疾病。约翰再次在精神病院见到哈里时，哈里微笑着跟他打招呼，并且说："我知道我并不是个坏人，我的种种行为都是因为我有精神分裂症。"

哈里的经历表明，某些时候很难做出确切的诊断。有些时候，戏剧疗法治疗师需要根据患者群体或个人的要求作出相应的处理。

情境性焦虑

在处于危机时，人们难以承受压力，这时常常会寻求帮助。在这些时候，我们感到焦虑是十分正常的。这是由创伤（包括情感上、身体上和精神上的创伤）、一些变故或是工作以及家庭生活压力造成的。无论引发危机的原因是什么，危机往往会导致焦虑。由现实生活中的事件引起的焦虑可以被称为"情境性焦虑"。众所周知，危机可能导致人的改变甚至崩溃。所以，这也是自我探索的良机。引发情景性焦虑的问题或由情景性焦虑造成的麻烦，都有一定的解决办法。在家人和朋友帮助下，这些解决方法可能是自发的，亦或是来自治疗师的帮助。在这种情况下，戏剧疗法就会十分有效。那些潜在患者可能并没有精神紊乱的症状，但是他们十分渴望能够渡过危机，以及解决情感、生活的或是人际关系方面的问题。

案例：简变得很刚毅

简因严重的焦虑困扰，向戏剧疗法寻求帮助。她的儿子在学校恃强凌弱，她对此非常担心，却又不敢和儿子或是学校老师去解决这个问题，因此，她的焦虑越来越严重。

简在家庭中始终扮演着"好女孩""好女人"的角色。她从来不自找麻烦，总是十分谦虚，但也缺少信心。她害怕和教职员工进行交流，不敢告诉别人她的儿子经常遭到丈夫的虐待。在她的儿子向她施虐后，她的焦虑更加严重了。她不善言辞，进行谈话疗法难以收到疗效，因此，她被推荐采用戏剧疗法解决问题。

在戏剧疗法治疗组中，首先，简借助讲故事和隐喻来表达她的一些感受，直到她变得足够自信，可以通过角色扮演来解决自己的问题。

起初，她处于幕后，并未参与表演。最后，戏剧疗法治疗师邀请她选择一个角色进行即兴表演，她选择扮演灰姑娘故事中的仆人。在表演的最后一个部分——回顾反思部分，她表示感觉这个仆人的角色很重要。因为在灰姑娘受到两个丑恶的姐姐虐待时，她可以帮助灰姑娘。她知道被虐待是什么样的滋味，她的儿子经常受到爸爸的虐待，以致到后来也变成了一个恃强凌弱的人。这是她第一次向别人诉说自己的遭遇。从这时开始，她开始在治疗小组中扮演虚拟的角色。后来，治疗师建议她去尝试现实场景中的角色。她开始学会通过不同的方式来反映她自身的情况，并寻求他人的帮助。最后，她在现实生活中也能够表达自己的意愿，为儿子寻求帮助；与此同时，她也学会了向医生咨询，寻求医生的帮助。

创伤后应激障碍

有的时候，一些生活中的危机或事件比那些引起情境性焦虑的事件更加令人痛苦。在相关案例中，有一种严重的、可识别的事后反应，称作"创伤后应激障碍症（PTSD）"。创伤后应激障碍是由一些痛苦难忘的经历刺激产生的，这些经历包括战争、灾难、强奸或是目睹痛苦的事件。有时，参与重大灾难（包括列车事故、火灾、地震等自然灾害）的救护人员，也可能会患有创伤后应激障碍。

直到最近，创伤后应激障碍才被认定为一种疾病。但有证据表明，在历史上（Muss，1991：15-30），如"炮弹休克"和"战斗疲劳症"都曾被描述为现今意义的创伤后应激障碍。诱发事件的程度并不重要，在经历小事故或大灾难之后，人们会表现出压力症状。遭受创伤性应激障碍困扰的人，会进入一个持续的记忆循环，不断回想或反复体验那些痛苦经历。格斯（1997：4）曾经给出过相关事例——一些洛杉矶大地震的幸存者不断地向周围所有人描述他们经历的事。从长期看，人们很少能够成功地忘记或是否定过去。过去的经历会不定时爆发，不断困扰患者。"往事闪回"和"记忆唤醒"不断持续，就像不断恶化的伤口。马斯（Muss）（1991：5）将创伤性应激障碍描述为"痛苦的牢笼"。一些正在经历或曾经患有创伤后应激障碍的人永远无法做到完全遗忘。但是经过治疗，可以达到使相关记忆不再干扰正常生活，减少剧烈情感伤痛的治疗效果。很显然，对于创伤后应激障碍的预防比治疗更加有效。创伤后应激障碍的预防主要指事后 24 ~ 72 小时内实施的系统化干预，即对"创伤事件"的咨询指导（Hodgkinson，2000：506）。尽管如此，任何时候开始对创伤后应激障碍治疗，都为时不晚（Muss，1991：57）。

对于涉及多人的重大创伤性事件，目前的应对方法是"拷问"疗法。其中，涉事的每个人都可以获得一个倾诉自身经历的机会。格斯（1997：34）与霍奇金森（Hodgkinson）（2000：206）认为该疗法应重点关注相关患者的经历倾诉。在初始干预后的第三周，对创伤事件的干预，也就是我们所说的"拷问"疗法显得尤为重要。这时候，一些人需要相应的咨询或是其他合适的疗法。这一过程可以预防创伤后应激障碍或缓解其带来的危害（Muss，1991：57）。然而，霍奇金森（2000：207）指出，相关研究证明"拷问"疗法的疗效是具有争议的。此外，一些专家对即刻开展干预治疗的必要性提出了质疑（McCarthy，2001：167）。

容易患上创伤后应激障碍的不仅仅是重大灾害的受害者，参与救援重大灾害或是交通事故的人员，可能会和他们帮助的对象一样对这些事件产生反应。警察、急救队员以及其他救援工作者通常都会接受心理咨询，还有一些训练是针对高压行业从业人员的，其目的同样是降低创伤后应激障碍的风险（Winn，1994：23）。

典型的创伤后应激障碍有：

- 反复在梦中经历曾经的创伤，或时常经历干扰性"记忆闪回"；
- 情感上的迟钝；
- 逃避有可能引起痛苦回忆的场景或活动；
- 恐惧、惊慌或挑衅情绪的突然爆发；
- 失眠症；
- 焦虑和抑郁；
- 自杀倾向；
- 酗酒或药物滥用；

- 间歇性人格转变。

焦虑和抑郁是创伤后应激障碍的主要后果。扬（Young）和布莱克等（Black et al.）（1997：256）推荐对失去亲人的创伤患者采取创造性的咨询疗法。在同一本著作中，布莱克（1997：285）同样建议对曾有过创伤经历的青少年采取角色扮演疗法。理查德和洛弗尔（1997：270）也认为该疗法对患有焦虑的成年人有一定疗效。这表明，在缓解抑郁方面，戏剧疗法中的一些治疗手段有着广泛的应用。

创伤后应激障碍的症状可能在事故发生后立刻出现，也可能在几星期、几个月或是几年后才会出现。当患者不敢正视伤痛，或是彻底否定伤痛时，其他会引起相似感觉的事件可能会触发伤痛，并使患者产生压力。

案例：梅重新审视自己的过去

在梅三十岁的时候，一件珍藏多年的家传珠宝被偷走了。在此之后，她感觉自己好像丢失了家庭的某一部分和童年的安全感。最初，她似乎可以控制她的悲伤情绪；但几周过后，她开始有抑郁和自杀倾向。在心理治疗过程中，她讲述了她十七岁时经历的一件事：在跟她的同学约会时，她被强奸了。她并没有向任何人讲述或是抱怨过这件事，因为她觉得她对这件事同样负有责任：她在约会时穿了一件性感的超短裙。在她的家传珠宝被偷走之后，被侵犯和失去童贞的念头又回来了，这种想法导致她陷入抑郁之中，感到自己一无是处。她已经向别人多次描述了她的经历，但是她编造了一些遭受抢劫和袭击的情节。在接受了戏剧疗法后，她变得敢于正视戏剧表演中那个攻击她的人，并且最终勇敢地面对她所经历的一切。

针对创伤性消极事件的事后反应或是情感释放是因人而异的。一些人对某件事可能会有非常强烈的反应，虽然这件事对别人来说可能微不足道。大多数人首先需要的是向他人讲述他们的痛苦经历。患者可能会不断地重复倾诉他们的痛苦经历，但这是患者正视整个事件的必经之路。"谈话"疗法是非常必要的，其在戏剧疗法中起着缓解病情的作用。达根和格兰杰（Duggan and Grainger）（1997：32），以及阿尔科克（Alcock）（2003：292）表示，隐喻在"谈话"疗法中起着不小的作用，从这一角度来看，"谈话"疗法也可以称作"讲故事"。

案例：唐纳德和失控的车

唐纳德是一个五岁男孩。有一次，他的爸爸去邮局寄一封信，而他则被暂时留在车中。车停在一座小山脚下，一辆失控的车从相反方向疾驰而来，险些撞上了唐纳德家的车。万幸的是，这辆失控的车最终停了下来，没造成任何伤害。在整个过程中，唐纳德并没有哭喊，但他显然吓坏了。他反复向所有人讲述他的经历，有时候他会向同一个人一次又一次地讲述他的遭遇。唐纳德以他自己的方式不断地"经历"这个事件，直到他的恐惧逐渐减弱。最后，他终于能够基本摆脱这个事件的影响。

患有创伤后应激障碍的患者或是经历过创伤性事件的人，特别需要讲述他们的遭遇。如上文所述，他们可通过尽可能多的方式讲述他们的经历。戏剧疗法为患者提供了讲述经历的机会，在讲述过程中既有对事件的回顾，也为故事增添了一些隐喻特征，因此戏剧疗法在这一过程中是很有帮助的。戏剧疗法中其他有用的手法包括尝试性表演，这种表演不一定涉及创伤本身，但通过即兴演出的形式使患者面对犯罪者。这一点在前面梅的案例中有所描述。除此之外，用纸片和别的材料创作拼贴画代替用颜料作画，或使用照片，都是表达感情的方法。这些照片可以用来讨论或即时记录小组相关情况。戏剧疗法的目的有：

- 促进压抑情绪的表达并探索其起因；
- 向患者周围身故之人表达敬意，即使患者对这些逝者并不熟悉；

- 向朋友或亲人承认个人幸福的缺失；

- 以真实或是虚拟表演的形式重新经历事件或伤痛；

- 使患者振作起来，帮助他们消除由相关事件引发的无力感；

- 明确责任——帮助患者认识到他们并不应该为事件负责，即使他们对事件负有责任，他们也应该接受事实并学会原谅自己。

心理治疗必须由患者主导，由患者自主决定治疗进度。在初始治疗阶段，"讲故事"疗法可能会持续相当长的时间，直到患者准备好进行下一阶段的治疗。如上所述，"讲故事"可能对每位患者来说都是必要的。但是，治疗师必须探究患者的情感障碍，以确认患者是否能够进行治疗。比如，温（Winn）（1994：40）在她有关戏剧疗法和创伤性应激障碍的书中表示，一些愤怒情感的宣泄或是对其根源的认知其实是很有问题的。不论个体的接受程度或快或慢，整个治疗过程必须按部就班，不可操之过急。现今，在受到创伤后进行心理咨询是很常见的。但有时，患者可能会长时间抑制自己的心理压力，而心理治疗师可能治疗的是一些症状刚刚显露的患者。创伤性应激障碍可能会持续相当长的时间。一些一战老兵到现在都有对先前经历的"闪回"，而噩梦更是贯穿了他们的一生。

创伤性应激障碍通常由近期压力大的情形或事件引起，但是对创伤性应激障碍进行诊断时，一定要考虑患者的既往精神病史。压力可能会导致之前精神疾病的复发，这使得相关诊断治疗更加复杂。如上所述，创伤性应激障碍患者不仅仅包括创伤性事件的直接受害者。有时，相关营救人员也可能会受影响，患上创伤性应激障碍。

"拷问"疗法，正如其名，尽管仍有人对其提出质疑，但这种疗法适用于所有参与救援人员以及武装人员。该疗法为患者提供恰当地点和时间，供他们去讲述他们的经历，这有助于确认患者的反应，并据此作出正确判断。戏剧疗法能促进情感表达，可以通过表演、讲故事和隐喻等治疗手段帮助患者探寻过往经历。从这些方面看，戏剧疗法是有价值的。

饮食紊乱

"饮食紊乱"包含两种不同的情况，一种是神经性厌食症，另一种为神经性贪食症。此外，现在医学界倾向于还有另一种强迫性暴食症，引发这类暴食症的原因可能是心理因素，但也有可能不是。无论如何，任何与心理障碍有关的饮食问题（例如饮食过量或过度节食），都可以采取戏剧疗法治疗。患有饮食紊乱的患者通常会对自己的身材有着扭曲的认识，或是过分在意自己的身材。琼斯认为戏剧疗法具有很重要的价值，戏剧治疗师可以利用戏剧疗法这一媒介，从患者"问题重重的记忆或经历与其身体上的联系"着手，探寻其精神和身体之间的关系（Jones，1996：164）。

在治疗饮食紊乱方面，戏剧疗法是一个很有价值的媒介。需特别指出的是，戏剧疗法对躯体意识、身体活动以及情感距离的应用，对于治疗是非常有利的。

9. 戏剧疗法与其他患者群体

前两章介绍了戏剧疗法作为一个有价值的媒介，对患有慢性疾病和遭遇急性心理困扰的人们有一定的疗效。这些患者中的绝大多数曾被诊断出患有某种疾病，而他们的问题也被描述为其所患疾病的某种表现。戏剧疗法同样适用于那些不被定义为"患病"的患者群体。依照不同的情形和标准，这些健康的"客户"被划分为不同的治疗小组。划分标准有很多，包括"客户"年龄（可以分为儿童和老人），"客户"的自身背景（可能的犯罪经历），或是"客户"所面临的问题和限制，例如一些遇到学习障碍的人，或身体受到损伤的人。

与大多数心理疗法一样，在所有戏剧疗法治疗组中，确立并维持一些安全界线是非常重要的。这些界线包括时间、空间、隐私，以及适当的医患距离。戏剧疗法治疗师可以采取多种创造性治疗方法。戏剧表演中的隐喻距离要素在这些治疗方法中得以应用。这些治疗方法包括：

- 讲故事——包括故事创作，讲述神话、传奇或是广受欢迎的童话；

- 使用图画——包括创作图画，或是使用他人的作品去表达事件、情感或需求；
- 使用木偶——有利于表达或故事讲述；
- 使用玩具或是其他物品——其作用与沙盘模型类似，沙盘模型包括人物、动物、树木、房屋等，利用这些道具可以创造故事及场景；
- 戏剧表演——包括依照剧本进行表演，以及根据场景即兴表演；
- 真实场景的角色扮演；
- 针对戏剧疗法治疗组的表演，或是邀请观众参与表演。

之前提到，每个患者小组都有不同的特点。本章将会探寻不同患者小组的特点，但这并不是综合全面的分析，只呈现了戏剧疗法针对不同类别患者群体的治疗价值。戏剧疗法的应用范围正在不断扩大，但本章不会对此作过多介绍，仅对心理健康疾病以外的应用领域作一个指导性介绍。

童年遭受虐待带来的潜在后果

对于那些曾经在童年时期遭受过虐待的人来说，在心理上、情感上和精神上会受到不同程度的影响，且这些影响常常会持续到成年。这些后果可能体现在性、身体、情感方面，或是在这几个方面都有体现。戏剧疗法帮助患者保持适当的"治疗距离"，着力解决患者童年受虐经历带来的影响，且不会对患者造成二次创伤。卡森（2004）在他的书中提供了相关例证，展示了戏剧疗法对童年受虐带来的后果的治疗情况。琼斯提供了一个在治疗中使用面具治疗患者的例子，该患者在幼年遭到父亲的毒打和性虐待（Jones，1996：1-3）。以上例证都表明戏剧疗法对该类患者有一定的疗效和价值。

游戏疗法治疗师常常会治疗那些刚刚遭受过虐待的儿童。但班尼斯特（1997：54）认为，戏剧疗法同样对这些儿童有一定帮助。卡塔纳克（1996：140）指出，成年人常有想要探索儿童世界的兴趣，游戏疗法的某些技巧以及适用于儿童的戏剧疗法同样可以应用于成年患者。尽管不同类别的虐待带来的后果可能有相似之处，但分开考虑不同种类虐待带来的影响是很有价值的。

性虐待

戏剧疗法治疗师常常需要治疗那些童年时期或是成年后受到过虐待的患者。有时，受虐者会压抑他们的创伤，直到被某些特定的事情或是时机触发，他们才会记起这些痛苦的经历。当他们对曾经经历的事件只有一个模糊的印象，感觉发生了一些事，但是又没有清晰具体的记忆时，这种状态会对他们产生干扰性影响。在这时，戏剧疗法治疗师对患者的支持作用变得十分重要，即使有时这种作用并不明显。患者可能从未向他人清楚描述过他们的经历，就算他们描述过，别人可能也不相信他们曾经经历过的事。这时，尊重患者在这些特殊时期的认知、恐惧、怀疑和猜忌就显得很重要。

治疗曾经遭受过性虐待的患者时，治疗过程可能会持续相当长一段时间。在治疗过程中，必须使患者起主导作用，自主决定治疗的进度和节奏。对于这些患者来说，曾经的经历可能相当痛苦难过，因此需格外注意避免重现他们曾经的痛苦，甚至在细微的地方也要注意。戏剧治疗过程中，某些患者可能会扮演施暴者的角色。这种方法可以使患者表达从前不敢向施暴者表达的想法。更稳妥的做法是，在一开始，首先给予患者一个缓冲，或采取其他一些手法，直到明确患者能够敢于面对施暴者。班尼斯特（1998：45-46）解释了为什么有时候让受虐者在表演中扮演施暴者是不明智且不必要的。班尼斯特还针对何时重现施虐过程，以及怎样安全稳妥地重现这个过程提出了一些意见（Bannister, 1998：47-48）。桑德森（Sanderson, 1990）写有一本关于治疗"成年幸存者"的著作。这本书被推荐给了那些对治疗相关患者有兴趣的治疗师。

遭受过性虐待的人需要接受专业治疗。儿童患者需区别对待，采取特别的治疗策略。但是，如上文所述，因伤痛和不安的根源是相同的，无论是现在或过去，不同患者之间存在着一些相似之处。遭受过性虐待的患者，常常以下面三种情况表现出他们遭受过的虐待：

1. 很久前发生并被有意识地压抑的性虐待。患者可能会不同程度地回忆起那些"被遗忘的虐待"，这些记忆可能存在于遥远的梦境之中；也可能是以清晰的记忆闪回形式呈现；甚至在有些情况下，患者有可能会清楚地记忆整个事件。

2. 直到现在，患者才会公开承认过去的受虐经历，尽管他们并没有遗忘这些事情。

3. 刚刚遭受的虐待，患者清楚地意识到性虐带来的伤害，这和创伤后应激障碍有相似之处。

在某些方面，性虐待带来的影响和创伤后应激障碍有一些相似之处。芬克霍（Finkelhor）（1988：67）指出，创伤后应激障碍与相关事件有关，而性虐待则和人际关系有关。在治疗儿童的过程中，芬克霍提供了一个病症模型，该模型包括四个在治疗中应考虑的"创伤后遗症"，它们是：

1. 创伤后性欲化。这些儿童成年后会沉浸于性，变得淫乱，具有侵略性，经常恃强凌弱。

2. 背叛感。背叛感会导致儿童不信任他人，且对成年人际关系的判断力会减退。

3. 低贱感。遭到侮辱会使患者感到被孤立、缺乏自尊心。

4. 无力感。无力感会导致患者抑郁、自我伤害，但这种无力感也可能被想要支配他人的欲望抵消。

无论患者是在最近或是很久以前遭受虐待，以上几个方面均应在治疗过程中予以考虑。在治疗过程中，一些在幼年时期遭到性虐待的成年人的讲述通常可分为几类（Sanderson，1990：191）。这些患者的情况印证了芬克霍的病症模型，包括患者消极的自我形象，内疚感及耻辱感，不能对施暴者发泄的愤怒，以及害怕同人亲近。芬克霍与桑德森的见解为患者需求提供了指导意见，患者可能有以下需求：

- 安全，明确的界线；
- 值得信赖的关系；
- 重新恢复对个人价值的自信；
- 悲伤或愤怒的表达；
- 确保他们不对遭受的虐待负责；
- 对人际关系的清楚认识；
- 学会接受新的人生角色和与人相处的方法。

这些是戏剧疗法治疗师在治疗受虐待患者时需要考虑的因素。并非所有的患者都有这样的需求，但这些需求让人们重点了解需要克服的困难。治疗过程中没有既定的方法，但戏剧治疗师需要意识到患者的弱点，根据他们的进度以及不同的康复阶段来进行治疗。治疗的最后一个阶段通常是角色扮演，但角色扮演只能在患者已经准备好面对现实的前提下进行。

遭受虐待的儿童通常会以不同方式去取悦或巴结施暴者。这样形成的人际模式对孩子的未来生活会产生严重影响，并不能使其受虐的状况得到改善。有些儿童尝试去割裂以往经历或是假装他们没有经历过这些；进入成年以后，他们仍会否认自己曾经受虐。

身体和精神的虐待

同性虐待类似，身体和情感上的虐待也会产生深刻影响，患者也会出现类似症状及行为模式。如果在童年持续遭受暴力，那么受虐者会将应对虐待的策略一直使用到成年。尽管这些办法可能不再恰当或有效，但患者会一直使用这些办法，直至他们找到新的与他人相处及适应环境的方法。

案例：隐形的戴安娜

戴安娜的童年是和她那酗酒、暴力的父亲一起度过的。她经常目睹父亲对母亲施暴。有时，父亲也会对她拳脚相加。父亲每次回家时，戴安娜通过父亲进门时发出的声响判断他是否喝醉了。父亲清醒时，他会把戴安娜抱在膝盖上，给她讲故事。戴安娜很享受与父亲这样度过的时光。而父亲喝醉时，戴安娜就会尽可能地避开他。如果可能的话，戴安娜会贴着墙站着，变成"隐形"的人。她会像受惊动物一般，不知所措。这时，她只能眼睁睁地看着父亲对母亲施暴。她这种"突然呆滞"的行为模式一直持续到成年。当她发现自己处于困境中时，她会尽量使自己不被注意，保持一个"隐形"的状态，尽管这样做对她已经不再有任何帮助。在接受了数月的戏剧疗法后，她开始了解自己的行为动机，但她仍然有"突然呆滞"的冲动。

戏剧疗法与老年人

并不是所有老年人都会因年事高而行动不便，但是戏剧疗法有助于维持和促进身体、精神及情感健康。例如，戏剧疗法治疗师经常治疗养老的老人；这样的戏剧疗法治疗组通常以提高老人生活质量、促进老人与他人沟通为目的。随着年龄的增长，人的身体机能衰退，行动变得迟缓，选择开始出现困难，完成任务或活动的时间也会更长。人们的记忆开始衰退，甚至会忘记他们把财物放在哪里了。听觉和视觉也可能会下降，使得交流变得困难。偶然的眩晕和失去平衡会引发人们的焦虑，并担心自己有摔倒的危险。所有这些正常现象可能导致人们不自信，从而离群索居，避免和社会接触。当面临退休、子女离家或是配偶死亡时，人们所扮演的熟悉的社会角色就会丧失。家庭关系会随着年龄增长而改变。例如，当母亲在购物中遇到困难时，她会向女儿求助，或向儿子咨询一些技术问题。新的数码产品通常不容易上手，而年轻人会对这些产品更加熟悉，因此可以提供帮助。年纪大的人向年轻人请教的过程通常会导致角色转换，这意味着年轻人开始扮演看护人的角色。整个转换过程可能会持续很长时间，且要求双方适应这种转换。若一方或双方不愿意接受这种转换，争论就会产生。纵使一些老年人对年轻人的依赖程度较低，但他们彼此间的关系的确会发生变化，而治疗小组需要帮助这些老年人解决由关系变化引发的问题。接受衰老带来的影响，接受新的社会角色、找到新的兴趣，从而保持自信、重视自身价值、同时得到他人重视，这一过程是十分重要的。老年阶段也是思考人生成就的时期，因此记忆力很重要。对亲属来说，老人对往事的不断回忆可能很难忍受，但这是评价和回顾人生的一部分。戏剧活动能够激发老人创造力、增强自主性，让他们参与更多的活动，加强交流，增强记忆。这对保持身心活跃，适应身体、情感以及环境变化是十分重要的。

案例：梅——通过舞蹈跳出快乐

在日间照管中心，一群老年人正在准备一场音乐会。他们选取了独唱及合唱歌曲。安妮，路易，汉娜和佛罗伦斯练习着歌曲"红色知更鸟儿来，上下跳动好欢快"。当他们唱这首歌时，屋内的其他人合着节拍，随旋律拍手。"我希望我们能跳跳舞"安妮建议。戏剧疗法治疗师随即编排了一套简单的舞蹈动作，他们便照此排练了。梅曾经患过中风，靠拄拐行走。她表示她很想参与到歌舞表演之中，但是她至今从未上过舞台，况且现在她已经不能独立行走。戏剧疗法治疗师重新编排了舞蹈。在新的表演中，所有参与的人手拉着手。治疗师建议梅站在演出小组成员中间。在小组成员帮助下，梅和其他人一起完成了表演。歌舞表演获得了很大成功。梅的儿子观看了表演，很为他母亲的表现感到高兴，梅自己也感到十分惊喜。尽管梅越来越需要他人的帮助，但这次表演帮助她找到了属于自己的新角色——表演者。梅的行动越来越困难，但她仍可在小组表演中担任领唱。

戏剧疗法中适合老年患者的活动通常包括：

- 身体活动——包括一些简单的，可以坐着完成的活动，或是一些更加积极的团队活动。例如队友间相互传球，努力把球控制在团队掌控范围之内；甚至可以组织一些舞会。

- 鼓励娱乐——通过展示相关活动的娱乐性，说明无论参与者年龄大小，都可以从中获得乐趣。

- 互动与沟通——通过相关游戏达到互动与沟通的目的，例如一个人描述某种事物，治疗组的另一些人去猜这个事物是什么。

- 回顾人生——展示老照片，讨论过去的活动，邀请专业剧社公司进行表演（参见 Langley and Langley，1983：142-155）。

- 接受某些角色的缺失——在戏剧疗法活动中寻找新的角色（参见上文事例）。

- 明确当前角色，努力尝试新角色——在戏剧疗法中，肯定并鼓励新的尝试。

- 适应自身的残疾或是行动不便——鼓励患者尝试一些力所能及的活动。

- 适应环境的变化——使患者重拾信心，让患者同处于类似环境的其他成员沟通交流。

当为老年组患者设计治疗方案时，治疗师应考虑患者的年龄状况，避免让患者参与剧烈活动。如设计方案要求患者做一些头部运动，则尽可能减小患者头部运动的幅度，避免患者出现眩晕症状。身体安全最为重要，应随时为患者的安全提供帮助与支持。在进行戏剧疗法时，应布置稳固安全的道具，或者安排工作人员看护。由于许多老年人有听觉障碍，和他们讲话时最好是面对他们，而不是站在他们的身后，以使他们集中注意力。如有需要，使用一些唇语也很有帮助。同样，老年人也常面临视力减退的问题。因此，治疗师讲话时应面对听众、站得稍近一些，或是定期使用相同的香水，这些做法能帮助患者识别不同的人。

在所有的戏剧治疗之中，无论是开展小组活动还是一对一活动，进行一些游戏都是十分必要的。老年人会认为有些活动是小孩子们才会做的事，老年人去做有失颜面。对于带有这种想法的患者，戏剧疗法治疗师的首要任务是解释活动的目的、让小组活动充满乐趣。那些一开始并不愿意参与其中的人，可能是因为不熟悉这种虚构的游戏活动。在戏剧疗法的起步阶段，这些人需要一定的鼓励及恰当的说明，如，像孩子一样游戏并不是幼稚的行为。在当前环境下，治疗师将游戏活动以成年人可接受的方式呈现。无论是出于锻炼、提高运动技能、锻炼记忆或是单纯的娱乐目的，这些游戏都有利于再创造有价值的相似经历。治疗过程中，医师与患者的关系必须建立在相互尊重的基础之上，这一点非常重要。

案例："向记忆致谢"

一名戏剧疗法治疗师正在准备即兴剧场表演项目。表演在一个收容所建筑群里进行。该项目的意图是为大家提供一个简单的圣诞娱乐活动。首先，治疗师向参与者询问了一些他们的有趣经历。人们不可避免地提到许多战争经历，这些经历十分有趣，可以融入戏剧场景之中。但当治疗师要求将其经历表演出来时，人们都非常不情愿。他们说："我们很乐意讲述我们的故事，但这些经历并不是用来娱乐大众的。与表演相比，我们宁愿去演唱歌剧。"于是，大家上演了一场生动而有趣的表演，包括歌曲、笑话和小品。演员和观众都十分享受。

事后反思时，戏剧疗法治疗师意识到，表演可能再次刺激患者的痛苦经历，患者轻松幽默地讲述他们的故事，就是为掩饰这些痛苦。他们可能并不愿意与别人分享个人经历。这表明，关注讲故事带来的深层影响非常重要。

戏剧疗法与学习障碍

戏剧疗法从诞生起，就在治疗学习障碍过程中发挥重要作用。这并不意味着戏剧疗法能够治愈学习障碍，但它能辅助患者在日常生活中达到一种最佳状态。学习障碍覆盖的范围很广，阅读障碍、学习问题、学习效率低下、脑损伤、语言障碍、孤独症、多动症、注意力不集中、阿斯伯格综合征（一种自闭症的表现形式）都属于学习障碍。戏剧疗法对这些患者来说是非常合适的，因为戏剧疗法在很大程度上是一种"非语言"疗法。切斯纳（1994a：73）认为戏剧疗法对传统的制度和文化是一个很大的挑战，许多接受过家庭看护的病人都接触过戏剧治疗。切斯纳指出在进行想象的戏剧疗法之前，一个坚实的现实基础和"现时原则"（即此时此地）是非常重要的。此外切斯纳同样认为，当这些条件具备时，"一个有着无限可能的世界就会展开。"

对于所有患者来说，戏剧疗法活动的性质由患者的性质及其限制因素的大小决定。学习障碍分为"轻度""中度"或是"重度"。治疗组中的一些患者可能经历多种学习障碍，这影响着他们的治疗需求。戏剧疗法治疗师应根据患者的需求规划相关活动。

轻度学习障碍

许多轻度学习障碍患者想通过治疗提高他们的实践及社交技能，以充实生活经历，提高生活品质。而戏剧疗法治疗师的主要任务就是为许多成年患者的生活重新注入欢乐和活力，这尤其与患有学习障碍的人相关。卡塔纳克（1996：89）表示：

对于那些或多或少患有学习障碍的人来说，他们把很多的时间都花去劝告别人应该具有责任心。有时，必须自立的外部压力使患有学习障碍的患者害怕消遣和娱乐。在戏剧疗法游戏中，参与者可以尽情地放松自己。若是小组配合游戏，结果通常令人惊喜，这些游戏可以帮助患者提高独立能力及社交能力。

接受戏剧疗法的轻度学习障碍患者的需求包括：

- 明确的界线—— 一些患者不明白与他人保持距离的必要性。这导致他们对别人的一些不礼貌或是不合群的行为。
- 社交技巧训练——患者可能需要学习如何在社会和工作环境中表现恰当、得体。
- 一个在支持性环境中表现的机会——如卡塔纳克所述，学习障碍患者通常面临外部压力，不得不去遵循严格的社会行为模式。
- 活动——学习障碍患者可能四肢协调能力较差，这会使一些活动更加复杂，但是通过练习，患者可以更好地控制自己的肢体。
- 探索周围环境状况——患者需要一个犯错误并发现错误的机会，他们在真实社会环境中可能会碰到类似的状况。

- 表达自己——患者需要学习如何选择，如何进行言语
  表达。
- 相关角色训练——目的是使患者为真实社会及工作环境
  做好充分准备。
- 自信和自尊。

这类患者所面临的压力可能非常大，且令他们感到困惑。由于患有学习障碍，他们的能力可能不足以处理工作中微妙的人际关系。因此，误解在所难免。甚至在一些庇护场所，他们也会引起别人误解。在庇护所里，他们被给予自主选择的权利，但他们或许需要一些指导来确定如何选择。"我们该如何表达自身诉求，使我们的需求得到满足？"这是某些学习障碍患者提出的问题。其他患者可能也有相同的感受，但却没有能力表达出来。

整个社会只在口头上提出人人机会均等，但却没有意识到有些人需要通过学习才能获得实现机会均等的机会。有些社会成员确实能够了解并平等对待学习障碍患者，并鼓励学习障碍患者努力做到最好。但是有的人却看不到学习障碍患者的能力，仅仅注意到他们的不足。遭到误解后，患者没有能力纠正错误局面，加上他们为自身的局限感到沮丧，往往会导致无法解决的冲突、愤怒以及憎恨。戏剧疗法治疗组为患者提供很好的平台，帮助他们了解自己的感受，实现自我发展。

中度学习障碍

中度学习障碍患者可能与轻度学习障碍患者有类似的治疗需求，但是需求的水平却不尽相同。例如，对中度学习障碍患者来说，他们可能要花更长的时间去把握个人选择带来的影响，以及如何表达个人诉求。他们需要作出的选择可能很简单，例如选择服装，或是点菜，但是这些选择仍能帮助他们学习怎样表达好恶，怎样选择合适的服装。通过设置一些游戏，可以使学习过程变得有趣，这些游戏包括：

- 描述天气状况，并根据天气来选择合适的衣物——例如在雨天选择防雨服装，晴天选择宽边帽子。
- 创作一些需要患者作出选择的故事。例如，故事中的角色需要在独自乘火车出游和与朋友乘汽车出游之间做出选择。若患者可以作出选择，这个过程则会变得有趣。
- 设置一些包括不同表达方式的角色扮演游戏。例如，在游戏中患者先是扮演一个热心的帮手，接着再扮演一个勉为其难参与帮助的人。

如上文所强调的那样，戏剧疗法并不总是以语言形式进行的。因此，那些在语言表达上有困难的人可以借助图画、工具或是沙盘表达自己的喜好。

中度学习障碍患者的需求包括：

- 明确的界线——包括时间、空间界线、个人空间界线，以及尊重他人隐私。

- 适度的活动——这些患者可能有身体缺陷，这些缺陷可能由分娩创伤所致。因此，他们需要学习如何运用自己的能力，如何将注意力分散，不过分关注困难。
- 认识到他们有选择的权力。
- 学习如何作出选择。
- 对认知、探索及发展的感官体验，如，感受并识别不同的材质，欣赏以事件描绘为主题的绘画作品，嗅多种气味混合的东西并辨别不同的气味。
- 掌握基本的社会学习技能——懂得如何同他人相处，懂得分享并尊重他人的需求。
- 学习沟通以及自我表达方法，如绘画、打手势。

案例：罗宾看了一眼就说了

罗宾是一位患有沟通障碍的年轻人。在不能清楚表达自己的意思时，他会非常难过沮丧。一天，戏剧疗法治疗组在进行一个传球游戏，小组成员围成一圈，传球同时叫出成员的名字。罗宾发现，在这个游戏中，他可以通过眼睛传递他的意图：通过直视对方表达传球的意图。他可以直视那个人，当别人意识到罗宾的意图时，便以目光示意，回应罗宾。当罗宾直视工作人员时，他们便意识到罗宾想要表达自己，于是就等待一会儿，使罗宾找到合适的词语表达诉求。

对于中度学习障碍患者来说，戏剧疗法为他们提供了学习自我表达、自我调适、自我管控以及增强自尊的机会。或许患者永远不能独立生活，但在受保护的环境下，戏剧疗法可以帮助他们探索如何有效发挥自身作用。

重度或多重学习障碍

需要注意的是，与上了年纪的老年痴呆患者不同，重度学习障碍患者几乎终其一生，都会遇到许多困难。他们并不是在与新的问题或限制作斗争，对于他们来说，一些困难的身体活动或理解障碍并不陌生。对重度学习障碍患者来说，尽管他们有着沟通障碍且他们的身体不能摆脱对外部的依赖，但他们仍需对周围环境有所了解。戏剧疗法治疗师需要谨记并留心：尽管这些人自身存在一些局限，可能身患残疾，但他们仍是有感情、有性格的人。正因如此，他们应当被尊重，也应拥有自主决定的权力。戏剧疗法能够帮助患者增强自主能力，强化技能，提高沟通能力。

尽管对于重度或多重学习障碍患者来说，一对一的治疗可能很有必要，但是在两三人的治疗小组中接受治疗也是很重要的。因为，对于重度学习障碍患者来说，和他人相处也是一种很好的激励方式，这可以帮助他们减少孤立感。人们时不时会被孤立感包围，因此需要持久的关爱。戏剧疗法依靠治疗师和患者内在的创造力。其根源来自环境的变化，不管这种变化有多小。例如，靠轮椅度日的人们，非常渴望离开轮椅。他们希望别人将他们扶到地板上，从而换个姿势从不同的角度观察所处的房间。当然，像这种身体活动必须在看护人员的协作下进行。看护人员必须了解患者的身体状况，并针对活动提出合理建议。当治疗组进行戏剧疗法时，处理好活动和休息之间的关系是很重要的。一段时间的休整是很有必要的——"保持空闲"，这也是为了激励。例如躺在吊床上放松，看鱼在鱼缸里游来游去。这些都是我们享受的放松方式。这些活动提醒着我们，在治疗师、看护者及有心理疾患或是行动受限的人之间，是有某些相似之处的。

重度或多重学习障碍患者的需求包括：

- 放松——周围环境会给患者带来压力。我们可以选择一些合适的锻炼方式达到放松的目的，比如拉伸和放松上臂及腿部肌肉；若可行，也可以聆听轻音乐，观看鸟类进食或观看鱼类在鱼缸中游动。
- 感官刺激——戏剧疗法为重度学习障碍患者提供了聆听不同声音的机会，例如海浪声、音乐及鸟鸣。戏剧疗法还为这些患者提供了感受不同材质的机会。对于那些自身能力不足，无法感知不同材质的人，还可以让他们辨别不同气味，以达到刺激感官的目的。

- 使患者体验被触摸的感受，而这种触摸并不是指临床护理——例如，让患者体验轻柔的按摩，或是轻抚患者的手部、脚部、头部及颈部。

- 探明界线——让患者了解他们与房间边缘的距离，了解与他们同在一个房间的人，了解他们能向窗外望多远。

- 创造性体验——例如绘画。若可能，可让患者创作拼贴画。若患者能指明他们想将材料拼贴在何处，或是希望别人将材料拼贴在何处，疗效会更加明显。

- 探索沟通方式——患者可以做手势，模仿他人动作，例如拍手，或是哼曲子。

- 一些舒缓的运动——例如活动手臂，轻轻跺脚或点头。

有时，重度学习障碍患者不会表现出任何创造力，这需要治疗师去调动他们的创新积极性来刺激他们的想象。小组中的想象力并不会妨碍个人想象力的产生。例如，当治疗师开始唱歌或哼曲子时，小组成员可加入进来，以拍手或是轻轻跺脚的方式回应治疗师。若治疗师画一幅图画，患者也会受到鼓舞，也同样想创作一幅绘画作品。至少，他们会对这幅画作些评论。任何全新的体验（特别是环境的改变）都有可能引起患者的兴趣，因此戏剧疗法可以有意识地引入全新或不同的体验。

转变过程

在一间为重度残疾人士准备的治疗室内，一位戏剧疗法治疗师正在为他的患者布置一个全然不同的环境，其他工作人员也在协助他布置房间。他们用不同的材料和图片装饰戏剧演播室，走廊以及客厅，就连轮椅也被装饰一新。患者走进治疗室，看见装饰过的走廊、房间，触摸着装饰材料，闻着鲜花的香味，经历着视觉、听觉和触觉上的感官体验。在整个过程中，工作人员一直引导着他们，帮助他们解决遇到的任何难题。对患者来说，这是一个从全新角度观察所处环境的好机会。

除了上文提到的疗法，讲故事和故事创作同样可用来鼓励重度学习障碍患者。这些故事可以是简单即兴创作的，也可以是童话故事。卡塔纳克（1996：153）推荐选择那些在内容上有重复、语言上有节奏的故事，以及那些色彩强烈的图画书。卡塔纳克认为"即使故事的听众不明白故事内容，讲／听故事者的声音语气和活力也会营造出一种和睦的氛围。

虽然老年痴呆患者与重度学习障碍患者有着相似的肢体障碍及理解上的困难，但他们的生活经历和方式却与重度学习障碍患者不同。与老年痴呆患者不同的是，重度学习障碍患者一生中的绝大多数时间可能都是在医院中度过的。由故事激发的想象力并不一定能够帮助他们回忆起一些东西，但却可能激发创造性反馈的内在动力——这些内在动力的源头可能是精神层面，而并不是认知或是情感层面的。戏剧治疗师或许可以获得一些反馈，这些反馈有可能仅仅是眼皮的颤动或是一个淡淡的微笑。这些反馈并不是戏剧疗法预期的疗效，仅仅是对相关活动的一些小的反馈。任何反映患者意识的行为及有更加深刻见解患者的应答都表明戏剧疗法确实有效。

案例：卡莱尔看见了太阳

戏剧疗法治疗师与他的助手正在布置一种情景——他们在一组多重学习障碍患者中间放置了许多火炬用以照明。卡莱尔忽然说道，"它们看起来像太阳一样。"此前，她经常对周围环境显得漫不经心。这看起来不过是一个随意的评论，但是对卡莱尔来说，这种用语言表达的对周围环境的观察，体现着她的参与及创造力。

儿童与戏剧治疗

戏剧，起源于游戏，对儿童而言是一个非常好的治疗媒介。本书的前面指出，皮特·斯雷德（1995：15）认识到了游戏的意义，这是他研究的起点。理查德·考特尼是美国一位早期的戏剧疗法治疗师，他借助戏剧手段进行治疗，或辅助学习及个人发展（Courtney，1986：2）。在治疗儿童时，戏剧疗法和游戏疗法有着紧密的联系。两种疗法有着相似的治疗手段，并且可以互换。在英国，相当多的戏剧疗法治疗师也是合格的游戏疗法治疗师。班尼斯特（1997：8）指出，至少在英国，游戏疗法起源于戏剧疗法，在二十世纪后半叶从戏剧疗法发展而来。

当对儿童使用戏剧疗法时，关注的重点应在游戏，而不是其隐喻意义。琼斯（1996：171）列举了"戏剧疗法中重要的游戏部分"，包括：

- 游戏有助于了解并探索现实；
- 游戏是与时间、空间以及日常规则与界线有着特殊关系的状态；
- 游戏与个人的生活经历有着象征性的联系；
- 游戏是一种应对困难及痛苦经历的手段；
- 游戏与个人认知，社会及情感发展有一定联系；
- 游戏与戏剧的联系是发展统一体的组成部分。

在治疗儿童患者时，游戏中这些部分的联系是显而易见的。例如，了解与探究现实对儿童十分重要。游戏可以帮助患者接受痛苦的经历，为他们提供一种熟悉的、没有威胁性的表达方式。尽管这种疗法包含着戏剧隐喻，却没有刻意与实际生活保持联系。在应用于成人的戏剧疗法中，反思阶段的治疗也是如此，并没有与实际生活相联系。许多接受治疗的儿童曾经遭受过性虐待、身体虐待或是情感虐待，因此治疗师需注意自身的行为，以免激起患者的负面情绪。治疗师应积极参与治疗活动，但这种参与绝不是随意草率的。卡塔纳克（1994c：103）认为，"若治疗师随意与孩子们戏耍，进入一个毫无准备的角色之中；或者扮演一个职能不明确的角色，是很危险的。"

与成人戏剧疗法相同，应用于儿童的戏剧疗法也应由治疗师构建，或由患者本身主导（Gil，1991：36）。安妮·班尼斯特（1997：40）在其所著的书中详细记述了应用心理剧及戏剧疗法治疗受虐儿童的效果。

尽管当儿童患者表现得不积极时，游戏疗法治疗师常常使用玩具或是其他物品来调动他们的积极性。但是，治疗师更看重的是心理过程而不是身体活动（Slade，1954：30），戏剧疗法治疗师常常单独对儿童患者进行治疗，以保持隐喻的私密性。在治疗儿童患者时，戏剧疗法治疗师可能会使用以下工具或方法：

- 一个包含人物、动物、树木、房屋等的沙盘模型，用来进行创作故事或是构建场景。
- 掌中木偶、玩具、布偶甚至提线木偶，这些工具代表着人物、动物或是其他任何人或物，用来将故事或事件改

　　编为戏剧表演。

- 讲故事或是故事创作。

- 戏剧化的表演。

　　以上是儿童隐喻表达的种种方法——例如通过创作故事，或与真实生活事件相关的思考。这些活动既可以由儿童主导，也可以由戏剧疗法治疗师负责引导。但是，是否参加这些活动还要由儿童患者自己决定。

　　儿童患者可以自己挑选角色扮演，也可以为治疗师分配角色。"你今天扮演怪物，我来和你战斗。"同成年人一样，权力问题对于儿童来说也是很重要的。他们需要明白，在找到合适的方法来应对他们的不满足感之前，滥用权力可能会招致严重的后果。班尼斯特（1997：125）在其书中探讨了相关问题，强调受过虐待的儿童"需要明白权力问题会对他们产生怎样的影响，以避免对虐待产生过激反应。"

　　接受戏剧疗法的儿童需要（不考虑患者的具体差异）：

- 安全平等的关系。在这种关系中，儿童感觉自己是被治疗师接受的，治疗师与他们一起玩耍，而非仅仅观察他们的活动。

- 明确的界线。他们可以在一块地毯或桌布上玩耍，借此来确定真实与幻想的界线——这种形式的游戏可以被控制，而不是被限制。戏剧疗法治疗师自己也需要明确界线，从而帮助患者识别他们的个人界线。例如，当患者在娱乐或做其他事时，治疗师可以帮助他们识别界线。

- 明确的保密契约。契约包含治疗过程中哪些内容会被向哪些人透露。例如，若需上报相关虐待案例，案例将会被上报给谁？儿童需要得知报告内容及报告的知情人。
- 在治疗游戏中，治疗师需要倾听儿童创造性的自我表达，这些儿童或许感觉之前从未有人倾听过自己的心声。
- 儿童患者需要得到治疗师的重视和认可，如有可能，家长的尊重及认可也十分必要。
- 治疗进度应按儿童自己的进度进行。
- 得到他人的理解与信任。

下面这个例子将解释以上这些需求：

案例：皮特改变了巨人

皮特是一个五岁大的男孩，他来自一个关系异常的家庭。作为惩罚，他的玩具经常被抢走。他在家被哥哥欺负，在学校被大一些的孩子欺负。在治疗过程中，他的角色在怪物和猎人之间轮换。一天，皮特在画一只有着巨大黄色面孔的丑陋怪兽。随后他认为，不应该用黄色这种温和的颜色给怪兽上色，于是他把怪物涂成了蓝色。在涂色过程中，皮特惊奇地发现怪物的脸变成了绿色。他把这种变化看作"魔法的力量"。接着，他开始尝试将不同的色彩混合起来。他发现画中颜色的变化也改变了怪物的样子，能够使怪物变得更加可怕或是不那么可怕。在了解颜色的过程中，他也对这个转变的过程有了更深入的了解。

当用戏剧疗法治疗儿童时，特别要引起重视的是，在表演中，除了商定好的角色以外，对于这些儿童患者来说，戏剧疗法治疗师仍旧真实地存在于诊疗室外的实际生活中。治疗师可能很容易充当了老师或是家长的角色，并据此作出回应。在这种情况下，儿童和治疗师都会感到困惑并不知所措。例如，儿童可能将治疗师视为他们生活中的某个人。

戏剧疗法对罪犯的治疗——戏剧疗法在刑事司法体系中的应用

"罪犯"指由法庭认定违反了法律的人。这个术语涵盖了很广的范围，可以用来代指违反不同法律的人，如吸毒及醉酒后驾驶、刑事损害、盗窃、谋杀等。一些罪犯被判处缓刑，接受一段时间的监管和／或改造，还有一些罪犯被判处提供社区服务，以弥补自己的过错。另有一些罪犯被拘留在特殊的环境中，例如青少年劳教所，开放式监狱或特殊安保监狱。在英国，有精神健康问题的罪犯会被送往特殊的司法精神治疗中心，而这些治疗中心属于英国国民健康保障体系。在实际生活中，绝大多数罪犯都是在普通医院接受精神鉴定。对于那些严重的、可能导致反社会行为的精神疾病，一些特殊的医院可以提供相关精神鉴定及治疗服务，这些医院包括布罗德莫精神病院、兰普顿医院以及阿什沃思医院。

在罪犯服刑或改过自新的过程中，监狱为有精神健康问题的患者提供相关服务。服务人员包括监狱工作人员、客座治疗师，这些治疗师并不隶属于某个治疗机构。但是一些监狱的确会为即将刑满释放的服刑人员提供相关服务，以使他们改过自新。

无论是监狱还是法医鉴定中心都和环境有着紧密的联系，戏剧疗法治疗师和接受治疗者都应将环境和治疗问题联系起来，努力寻求改变。当面对监狱或鉴定中心的惩罚性立场时，治疗师很容易采取一种"反机构"立场，这是非常危险的。治疗师应避免对机构的一味赞扬，或者和罪犯一同反抗这些机构。相反，治疗师应和机构协同工作，这是非常重要的。

在法庭医学中心或监狱工作的治疗师，都要充分认识这个系统，熟悉这个系统的缺陷。这就是这些机构要由非常熟悉系统服务和了解机构相关问题的人来监督的原因。

进监狱的有可能是一些有人格缺陷的人，这些缺陷并不属于可以治疗的精神疾病（详见本书第八章）。在英国，经常出现关于正确对待这些人的方法及相关立法的讨论；但直到现在，相关现行法律还是只有 1983 年确立的《精神健康法》，该法律自出台至今没有经过任何修订。

相关治疗主要依据以下因素开展，这些因素包括犯罪实质、治疗床位情况及某种特定疗法对病人的适用性。威廉姆斯·桑德斯（Williams-Saunders）（2000）曾在他所著的《隐形世界的生活：监狱中的精神治疗》一书中介绍了相关情况。除此以外，汤普森（Thompson）（1998）也曾出版过一本相关著作，这本书介绍了如何使用戏剧及剧场表演的方法对服刑人员进行治疗。这两本书可能会对治疗师有所帮助。

戏剧疗法在监狱的应用

监狱自身的惩罚性及监护性特质为监狱创造了一种独特而典型的环境。因此，在进行戏剧疗法时，治疗师必须将该情况加以考虑。例如，治疗师应关注一些被单独关押、权力被剥夺的犯人，或者至少应对那些在童年时期遭受过虐待或是生长于关系异常家庭的犯人予以关注。威廉姆斯·桑德斯（1997）提到一种过去情感上的"幽禁"感，戏剧疗法治疗师需要对这种"幽禁"感加以考虑。

毫无疑问，法庭医学中心或特殊医院属于精神健康服务的一部分。因此，对于在这些机构接受治疗的人来说，适当的心理干预（包括戏剧疗法）是很常见且有必要的。采取适当的戏剧疗法，使之满足监狱工作人员及罪犯的需求，并不是一件轻松的事。治疗并不是创办监狱的目的，因此，无论是工作人员或罪犯都可能会怀疑或误解治疗的目的。斯坦普（Stamp）（1998：93）曾经提到过"尽管我认为戏剧疗法很有用，但是监狱管理者甚至罪犯却没必要同意我的观点。"接着，她阐述了自己的观点：

> "身处监狱之中"可以被视为一个改变的时期；在监狱中的戏剧疗法可以充当这种改变的媒介。这有利于罪犯的改造，帮助他们了解狱中生活和外面生活之间的转变。一些问题可能导致再次犯罪，而戏剧疗法就是发现这些问题的方法。这也为探索源于早期生活的个人问题及焦虑提供了机会。戏剧疗法非常实用，因为它不必直接处理这些问题；而是通过一些间接手法，例如通过角色扮演来发挥作用。（1998：94）

戏剧疗法治疗师越来越频繁地为监狱提供相关服务，针对这一领域的专业技能正在逐步发展。

戏剧疗法在法庭医学中心的应用

法庭医学中心是配有医护人员的特殊医院。该机构的管理有一些特征：分级管理、严格的日常管理程序、明确的界线及明确的活动计划。患有不同精神疾病的人可能同时处于一家法庭医学中心。这种情况与医院类似，医院中有不同的患者，包括急性病患者、慢性病患者以及接受康复治疗的患者。法庭医学中心提供教学设备、娱乐设备、专业治疗设备及一些艺术疗法所需的设备（这些设备供戏剧疗法、绘画疗法、音乐疗法以及舞动疗法使用）。戏剧疗法治疗师可能作为团队成员或单独到法庭医学中心工作。

法庭医学中心患者的治疗需求由他们的精神状态决定。尽管如此，由于司法机构的强制性特征，在治疗开始前，治疗师必须考虑到患者可能对外部环境采取敌视态度（这种敌视态度可能针对司法正义系统，相关机构或相关工作人员）。绝大多数患者是经过法庭相关审判程序送入法庭医学中心的。一些人之前在地区精神服务中心接受治疗，但他们在服务中心的行为具有很大的危险性，且超出了服务中心的治疗能力范围。因此，根据 1983 年《精神健康法案》的规定，这些人被送往法庭医学中心观察治疗。带有看护性质的监禁刑期通常有具体的时限。但是，对于一些严重的犯罪行为如杀人、纵火等，《精神健康法案》则没有规定具体的关押时限，这些犯人的关押时长根据诊疗进度决定，或是由内政部掌控。一些犯人认为这是不公平的，他们认为若有明确的判决，就可以缩短被关押的时限。这种想法有一定道理。在这些罪犯接受治疗之前，这种想法往往会成为他们不得不克服的障碍。司法机构经常发号施令、施行管制，使法庭医学中心带上了监狱般的森严气氛，这可能使罪犯产生强烈抵触情绪。无论是通过小组治疗还是单独治疗，治疗师都会花上好几个疗程来帮助他们克服这种情绪。

进监狱的也可能是一些患有人格障碍、学习障碍或是精神失常的人。正如前文所述，这些人并不被认为患有某种精神疾病。一旦这些人被送进监狱，对于监狱管理者来说，如何对他们进行管理将会是一个不小的难题。

接受戏剧疗法的犯罪者的主要需求：

- 同其他患者一样，他们需要安全的环境以及保密协定。
- 对空间及隐私的明确界线。他们还需要明白，治疗师的角色与监狱官员并不相同。
- 对情绪的探究，特别是对由强制关押产生的情绪探究。
- 若罪犯没有精神疾病，但非常担心自己的犯罪行为，就需要探究自己的犯罪行为，及对自己犯罪行为的态度。
- 通过角色扮演及社会技能训练，认识并学习适应新角色、掌握生活技能。

如上文所述，在法庭医学中心治疗，一些罪犯可能会对治疗有所抵触。这需要一定的时间去探索解决。与医院不同，医院患者都会尽量缩短疗程，减少住院时间。法庭医学中心的罪犯通常会被关押很长时间，因此，治疗师有足够的时间去调整他们的抵触情绪。

案例：罗纳德的笼子

罗纳德是一名年轻男子，曾经抢劫他人未遂。在童年时期，他曾因心理失常被送往多家治疗机构。法庭审判时认为他在精神方面有问题，并认为那是导致他犯罪的原因。罗纳德并没有被判入狱服刑，而是被送往法庭医学中心进行治疗。他在法庭医学中心加入戏剧疗法治疗小组接受治疗后，逐渐走出了沮丧的情绪，他在沮丧时曾一度想割腕自杀。和他一同接受审判的人已服满短暂的刑期重获自由，而他的监禁却没有时限，所以他在法庭医学中心不断地发泄自己的怒火。一些小组成员受他影响，也变得愤世嫉俗起来，跟他一同抗议不公正的司法体系、医学中心的种种局限并表达对社会的不满。

戏剧疗法治疗师建议每个小组成员描述他们对"机构"这个词的印象。绝大多数人将其描述为"灰色压抑的建筑"，但罗纳德将其描述为一个笼子，笼子外面的人拿着刀子戳着里面的动物。治疗师当时并没有深入探究罗纳德对机构的这种印象。在随后的治疗过程中，罗纳德表现得更加愤怒。当小组内部已经建立起足够的信任，互相了解一些私人问题后，罗纳德又想起了他的"笼子"。当他感到自己被困在笼子里时，笼子里充满了压迫、愤怒以及恐惧。当他在笼子外面时，他拿刀子戳着笼子里面的人，感到一种报复的快感，因为当初自己就是被这样折磨的。

罗纳德经历了一段漫长的想象过程和戏剧性探索，才将其现在的压抑状态和他那苦恼的童年联系起来。童年时期的剥夺及失落感导致了他对社会的不满及愤怒。在笼子里时，他呈现出一种萎靡不振的脆弱状态。到了笼子外面，他想报复这个曾经给他带来痛苦的体系。

在新的戏剧疗法小组开始治疗时，在探寻一些深层次的情感之前，应先允许病人表达一些被长期压抑及控制的愤怒。上面的例子中，戏剧疗法治疗师组建了一个封闭的治疗小组。在确认了治疗组成员的身份角色后，戏剧疗法治疗师将治疗分为十个疗程。在前五个疗程中，在实现个人目标之前，治疗组成员的主要任务是表达他们的愤怒，以及在组内建立起相互信任。这一过程中，患者逐渐信任治疗师和其他小组成员，变得有能力解决自身的问题。治疗师充分了解治疗进展后，就可以考虑相关情况，并在后来的治疗组构建模式中，融入相关案例。

戏剧疗法对物质滥用患者的应用

滥用非法药品、吸入剂或是酗酒不仅会上瘾，而且会带来身体和行为上的问题。戏剧疗法对于物质滥用患者有一定的治疗作用，对患者开始新的生活有所帮助。例如，麦凯（Mackay）（1996：164-6）曾经描述过她对相关患者的治疗过程。对于一些刚开始进行戒毒治疗的患者，麦凯帮助其扮演不同的角色，通过扮演这些陌生的角色宣泄情感，并探索一系列有利于情感表达的反应。这一治疗过程结束时通常是一场患者的演出。

物质滥用患者表达了他们希望克服物质上瘾的愿望。除此之外，当物质滥用患者经历以下五种主要情形时，他人的帮助是很有必要的：

- 当毒瘾或是酒瘾忽然发作时，患者处于精神极度亢奋状态，可能会出现神志不清、精神错乱或昏迷症状
- 患者在戒瘾过程中，会有一些身体上的不适症状如出汗、呕吐、腹泻；患者还会有一些精神上的不适症状如焦虑、沮丧或忧伤

- 由物质上瘾引发的短暂性精神错乱
- 患者服药或吸毒后引起的精神错乱
- 患者表达他们想摆脱对物质的上瘾和依赖时

尽管戏剧疗法对于治疗精神错乱有一定的疗效。但一般情况下，戏剧疗法主要被应用于戒瘾治疗的后期康复阶段。在后期康复阶段，患者往往希望改变生活环境、摆脱对物质的依赖。患者同样希望获得新的人生角色、稳定的生活，摆脱物质上瘾。麦凯在她的书中曾简要提到，她鼓励他的病人去尝试同时扮演一些角色，这些角色可能和毒品上瘾没有必然联系。例如，病人可以扮演老师、慈爱的家长、咨询师等有进取心的、独立自主的角色（1996：164）。

戏剧疗法在其他领域的应用

前面两章主要介绍了戏剧疗法在一些治疗组中的应用。通常情况下，病人的性格及需求是划分不同治疗组的依据。然而，戏剧疗法也可以根据不同的问题划分治疗小组。例如，当人处于十分脆弱的状态、需要帮助或需要对生活做一些调整时，戏剧疗法就能发挥作用。接下来的部分简要介绍戏剧疗法可能涉及的领域。

早期预防领域

家族史及个人生活经历与一个人脆弱的性格、精神崩溃的倾向密切相关。若病人在问题刚刚出现时寻求外界帮助，就有可能避免严重后果的产生。此外，若危机已经出现，病人在外界帮助下，仍能作出相应调整以适应外界变化。对于那些失去亲友的人，恰当的咨询对防止后期抑郁可能有帮助。家庭疗法或咨询可以防止由不正常关系导致的家庭破裂，或缓解由此引发的一系列问题。有过住院经历的病人，在戏剧疗法的帮助下，可以学习重返社会必备的生存技能，适应社会角色，调整自己以适应独立的生活。学习生活技能、学会压力管控、懂得尊重自己，这些都有利于防止问题的发生。

支持领域

病人可以从其他遭遇相同困境的患者那里获得支持，他们可以在戏剧疗法治疗组中相互帮助。患者们有着相同的问题，如焦虑、抑郁、饮食紊乱、感到孤独或脱离现实，这些患者通常在临床治疗结束后仍需帮助。这种情况下，戏剧疗法是一个绝佳的手段，可以为患者们建立一个支持性治疗组，鼓励他们自立自助，互相关心。这可以帮助患者缩短病痛过程，防止其发展为慢性疾病。因此，划分专业治疗组非常重要，戏剧疗法治疗师总是尽可能根据病人的具体问题进行分组治疗。

戏剧疗法可以帮助患者适应生理缺陷

身体上的疾病和精神健康问题都可能给患者遗留下一些生理上的缺陷。患者需要时间、毅力以及他人的支持，来适应和以前不同的生活方式——包括依靠假肢生活，适应听觉、视觉损害以及精神失常。正如耳鸣患者逐渐适应耳鸣，其他人也有必要学会忍受噪声、忍受注意力被干扰。尽管从临床意义上这并不属于正规的疗法，但却是康复治疗中必不可少的一部分。

本章简要介绍了戏剧疗法在英国的应用及现状，但这绝不是一个对戏剧疗法的全面介绍。事实上，本书尽量从职业角度来介绍戏剧疗法；但毕竟这是一个新兴职业，许多部分仍有待进一步发展。因此，本书不可能做到面面俱到。尽管如此，本书探讨了戏剧疗法应用的大多数领域，并指出患者和戏剧疗法治疗师都必须面对的挑战。

10. 结束语

　　本书介绍了戏剧疗法的基本原则。还有许多介绍戏剧疗法的相关书籍，列在后面的推荐阅读书目中。相关从业人员和患者的经历对戏剧疗法的发展及现状产生了重要影响。戏剧疗法自最新的探索性疗程以来，已有很大程度的发展。戏剧疗法已经是一个被广泛认可的职业，大学中也有相关课程设置，该专业学生经过学习，最高可获得硕士学位（详见本书第1章）。卫生健康专业委员会（HPC）曾向英国戏剧疗法治疗师协会咨询协商相关专业问题，一些戏剧疗法治疗师曾作为HPC的工作伙伴，在一系列委员会中任职并参加相关培训课程，以确保他们符合相关资质。

　　在英国国民保健体制、社会福利、监狱服务和教育系统中，一些新的岗位正陆续出现。随着戏剧疗法的持续发展，一些新的实践领域也在逐渐展开。例如，人们越来越多地选择社区医疗服务而不是盲目前往大医院就诊，保外就医变得越来越普遍，针对儿童和老年人的服务领域不断扩大……以上情况均为新观念及新工作方法的产生开辟了道路。

　　预防和治疗并重是当今健康和社会服务发展的趋势。对于戏剧疗法治疗师而言，预防是一个全新的领域，而预防对于教育学家来说，却是一个非常擅长的领域。这就带来了一个很重要的问题——如何去界定区分治疗手段和预防措施。在过去，戏剧曾经被用来解决健康、社会以及政治问题（参见第 1 章）。那么，在现今的实际情况下，治疗和教育的关系是否正变得越来越紧密？围绕这个问题的争论还在继续，但毫无疑问的是，戏剧疗法的应用范围正在不断扩大。有时，戏剧疗法治疗师甚至和反映健康及社会活动主题的戏剧公司合作，共同准确呈现健康及社会福利方面存在的问题。

　　人们对该领域的研究兴趣日渐浓厚。拥有文学硕士学位是从事该领域工作的一个必要前提，这样的转变使得相关文章越来越多。针对学生的训练首先应是针对研究方法的了解，紧接着应鼓励学生增强实践，这可以为他们将来的职业生涯打下基础，使他们保持对知识的探求欲望。随着越来越多的治疗师开始以团队的形式开展治疗工作，戏剧疗法治疗师也与其他艺术疗法治疗师进行了相关合作。这种合作有利于形成更加强大的专业团队，扩展治疗领域。欧洲及英国有越来越多的大学都加入相关合作，展现了人们对欧洲艺术疗法教育联合会（ECArTE）越来越浓厚的兴趣。这预示着更多研究即将展开，同海外大学越来越多的联系交流，以及一年两次会议上的知识分享，势必推动该专业的发展。

建议拓展阅读书目

Bannister, A. (1997) *The Healing Drama*. London: Free Association Books.

Casson, J. (2004) *Drama, Psychotherapy and Psychosis: Dramatherapy and Psychodrama with People who Hear Voices*. Hove: Brunner-Routledge.

Cattanach, A. (1992) *Dramatherapy for People with Special Needs*. London: A&C Black.

Chesner, A. (1995) *Dramatherapy for People with Learning Disabilities*. London: Jesssica Kingsley.

Emunah, R. (1994) *Drama Therapy Process, Technique, and Performance*. New York: Brunner/Mazel.

Gersie, A. (1996) *Dramatic Approaches to Brief Therapy*. London: Jessica Kingsley.

Gersie, A. (1997) *Reflections on Therapeutic Stowymaking*. London: Jessica Kingsley.

Grainger, R. (1990) *Drama and Healing: The Roots of Dramatherapy*. London: Jessica Kingsley.

Grainger, R. (1995) *The Glass of Heaven*. London: Jessica Kingsley.

Jenkyns, M. (1996) *The Play's the Thing*. London: Routledge.

Jennings, S. (1987) (1992) (1997) *Dramatherapy, Theory and Practice: Volumes 1, 2 & 3*. London: Routledge.

Jennings, S., Cattanach, A., Mitchell, S., Chesner, A. and Meldrum, B. (1994) *The Handbook of Dramatherapy*. London: Roufiedge.

Jones, P. (1996) *Drama as Therapy, Theatre as Living*. London: Routledge.

Landy, R. (1986) *Drama Therapy*. Springfield, IL: Thomas.

Landy, R. (1993) *Persona and Performance*. London: Jessica Kingsley.

Mitchell, S. (1996) *Dramatherapy Clinical Studies*. London: Jessica Kingsley.

Pearson, J. (ed.) (1996) *Discovering Self through Drama and Movement: The Sesame Approach*. London: Jessica Kingsley.

Wilkins, P (1999) *Psychodrama*. London: Sage.

参考文献

Alcock, M. (2003) ' Refugee trauma-the assault on meaning ', *Psychodynamic Practice*, 9 (3): 291-306.

Andersen-Warren, M. (1996) ' Therapeutic theatre ', in S. Mitchell (ed.), *Dramatherapy Clinical Studies*. London: Jessica Kingsley.

Anderson-Warren, M. (2000) ' Self disclosure and disguise: dramatherapy and masks ', in R. Grainger and M. Anderson-Warren, *Practical Approaches to Dramatherapy, The Shield of Perseus*. London: Jessica Kingsley.

Artaud, A. (1970) *The Theatre and its Double* (trans. V. Cordi). London: John Calder.

Bannister, A. (1997) *The Healing Drama*. London: Free Association Books.

Bannister, A. (1998) ' Role reversal: when the protagonist is a survivor of abuse ', *British Journal of Psychodrama and Sociodrama*, 13 (1 & 2): 45-55.

Bion, W. (1961) *Experiences in Groups and Other Papers*. London: Tavistock.

Black, D., Newman, M., Harris-Hendricks, J. and Mezey, G. (eds) (1997) *Psychological Trauma: A Developmental Approach*. London: Gaskell.

Blamer, A. and Blatner, A.(1988a) *The Art of Play*. New York: Human Sciences Press.

Blather, A. with Blamer, A. (1988b) *Foundations of Psychodrama: History, Theory & Practice*. New York: Springer.

Boal, A. (1979) *The Theatre of the Oppressed*. London: Pluto Press.

Boal, A. (1994) in M. Schutzman & J. Cohen-Cruz (eds), *Playing Boal*. London: Routledge.

Braun, E. (1982) *The Director and the Stage*. London: Metheun.

Buckley, T. (1992) *The Poetics of Aristotle*. London: Prometheus.

Butcher, S.H. (1923)*Aristotle' s Theory of Poetry and Fine Art with a critical text translation of THE POETICS* (4th edn). London: Macmillan.

Casson, J. (1984) ' The therapeutic dramatic community ceremonies of Sri Lanka ', *Dramatherapy*, 7 (2): 11-18.

Casson, J. (2004) *Drama, Psychotherapy and Psychosis: Dramatherapy and Psychodrama with People who Hear Voices*. Hove: Brunner-Routledge.

Cattanach, A. (1994a) ' The developmental model of dramatherapy ', in S. Jennings, A. Cattanach, S. Mitchell, A. Chesner and B. Meldrum (eds), *The Handbook of Dramatherapy*. London: Routledge.

Cattanach, A. (1994b) ' Dramatic play with children: the interface of dramatherapy and play therapy', in S. Jennings, A. Cattanach, S. Mitchell, A. Chesner and B. Meldrum (eds), *The Handbook of Dramatherapy*. London: Routledge.

Cattanach, A. (1994c) *Play Therapy: Where the Sky Meets the Underworld*. London: Jessica Kingsley.

Cattanach, A. (1996) *Drama for People with Special Needs* (2nd edn). London: A & C Black.

Chesner, A.(1994a) ' An integrated model of dramatherapy and its application with adults with learning disabilities ', in S. Jennings, A. Cattanach, S. Mitchell, A. Chesner and B. Meldrum (eds), *The Handbook of Dramatherapy*. London: Routledge.

Chesner, A. (1994b) ' Dramatherapy and psychodrama: similarities and differences ', in S. Jennings, A. Cattanach, S. Mitchell, A. Chesner and B. Meldrum (eds), *The Handbook of Dramatherapy*. London: Routledge.

Clare, R. (1998) 'Creating drama through advanced improvisation in prison', in J. Thompsom (ed.), *Prison Theatre: Perspectives and Practices*. London: Jessica Kingsley.

Courtney, R. (1986) *Play, Drama and Thought*. New York: Cassell & Collier Macmillan.

Cox, M. (1992) *Shakespeare Comes to Broadmoor*. London: Jessica Kingsley.

Dekker, K. (1996) ' Why oblique and why Jung? ', in J. Pearson (ed.), *Discovering the Self Through Drama and Movement: The Sesame Approach*. London: Jessica Kingsley.

Department of Health (2004) *Advice on the decision of the European Court of Human Rights in the case of HL v. UK (The Bouraewood case)*. London: HMSO.

Drury, N. (1989) *The Elements of Shamanism*. Dorset: Element Books.

Duggan, M. and Grainger, R. (1997) *Imagination, Identification and Catharsis in Theatre and Therapy*. London: Jessica Kingsley.

ECArTE (1999) *A Directory of European Training Courses*, available from ECArTE c/o Sarah Scoble, School of Applied Psychosocial Studies, University of Plymouth, Faculty of Health and Social Work, Millbrook Lane, Topsham Road, Exeter EX2 6ES.

Else, G. (1965) *The Origin and Early Form of Greek Tragedy*. Cambridge, MA: Harvard University Press.

Emunah, R. (1994) *Acting for Real*. New York: Brunner/Mazel.

Farmer, A., Eley, T.C. and Mcguffm, P. (2005) ' Current strategies for investigating the genetic and environmental risk factors for affective disorders ', *British Journal of Psychiatry*, 186: 179-81.

Finkelhor, D. (1988) ' The trauma of child sexual abuse ', in G. Wyatt and G. Johnson Powell (eds), *Lasting Effects of Child Sexual Abuse*. London: Sage.

Fulford, K. (1989) *Moral Theory and Medical Practice*. UK: Cambridge Press.

Gersie, A. (1991) *Storymaking in Bereavement: Dragons Fight in the Meadow*. London: Jessica Kingsley.

Gersie, A. (1997) *Reflections on Therapeutic Storymaking: The Use of Stories in*

Groups. London: Jessica Kingsley.

Gersie, A. and King, N. (1990) *Storymaking in Education and Therapy*. London: Jessica Kingsley.

Gil, E. (1991) *The Healing Power of Play: Working with Abused Children*. New York: Guilford Press.

Goldberg, D. and Huxley, P. (1992) *Common Mental Disorders*. London: Routledge.

Gralnger, R. (1990) *Drama and Healing: The Roots of Dramatherapy*. London: Jessica Kingsley.

Gralnger, R. (1995) *The Glass of Heaven*. London: Jessica Kingsley.

Greenfield, S. (1997) *The Human Brain: A Guided Tour*. London: Weidenfeld & Nicholson.

Grotowski, J. (1968) *Towards a Poor Theatre*. London: Metheun.

Gunzburg, J. (1997) *Healing Through Meeting*. London: Jessica Kingsley.

Hare, A.P. and Hare, J.R. (1996) *J.L. Moreno in Key Figures in Counselling and Psychotherapy Series*. London: Sage.

Harrison, J. (1913) *Ancient Art and Ritual*. London: Williams & Norgate.

Hartnoll, P. (1985) *The Theatre: A Concise History*. London: Thames & Hudson.

Hasan, G. (1998) *Solomon' s Ring: The Life and Teachings of a Sufi Master*. Walnut Creek, CA: Altamira Press.

Hodgkinson, P. (2000) ' Post-traumatic distress disorder ', in C. Feltham and I. Horton(eds), *Handbook of Counselling and Psychotherapy*. London: Sage.

HPC（Health Professions Council）（2004）*Partner Manual*. London: HPC. www.hpc-uk, org

Hunningher, B. (1955) *The Origin of Theatre*. Amsterdam: Em Querido.

Jacobs, M. (1988) *Psychodynamic Counselling in Action*. London: Sage.

Jenkyns, M. (1996) *The Play' s the Thing*. London: Routledge.

Jeimings, S. (1990) *Dramatherapy with Families, Groups and Individuals:*

Waiting in the Wings. London: Jessica Kingsley.

Jennings, S. (1993) *Playtherapy with Children: A Practitioner's Guide*. Oxford: Blackwell Scientific.

Jennings, S. (1994) ' What is dramatherapy? Interviews with pioneers and practitioners ', in S. Jennings, A. Cattanach, S. Mitchell, A. Chesner and B. Meldrum (eds), *The Handbook of Dramatherapy*. London: Routledge.

Johnson, D.R. (1992) ' The dramatherapist "in-role"', in S. Jennings (ed.), *Dramatherapy Theory and Practice* 2. London: Routledge.

Jones, P. (1996) *Drama as Therapy: Theatre as Living*. London: Routledge.

Joseph, J. (2003) *The Gene Illusion: Genetic Research in Psychiatry and Psychology Under the Microscope*. Ross-on-Wye: PCCS Books.

Lahad, M. (1992) ' Storymaking: an assessment method of coping with stress: six-piece storymaking and BASIC Ph ', in S. Jennings (ed.), *Dramatherapy Theory and Practice* 2. London: Routledge.

Landy, R. (1986) *Drama Therapy*. Springfield, IL: Charles C. Thomas.

Landy, R. (1992) ' One-on-one. The role of the dramatherapist working with individuals', in S. Jennings (ed.), *Dramatherapy Theory and Practice* 2. London: Routledge.

Landy, R. (1993) *Persona and Performance*. London: Jessica Kingsley.

Landy, R. (1996) *Essays in Dramatherapy*. London: Jessica Kingsley.

Langley, D. (1995/6) 'An interview with Peter Slade', *Dramatherapy* 17 (3): 2-6.

Langley, D.M. and Langley, G.E. (1983) *Dramatherapy and Psychiatry*. London: Croom Helm.

Langley, G.E. (2004) ' Serjeant Musgrave's disease ', *Journal of Medical Humanities* 30 (2): 74-8.

Lemma, A. (1996) *Introduction to Psychopathology*. London: Sage.

Making Decisions (2003) *A pamphlet issued by the Lord Chancellor's Department*. London: HMSO.

MacKay, B. (1996) ' Brief dramatherapy and the collective creation ', in A. Gersie(ed.), *Dramatic Approaches to Brief Therapy*. London: Jessica Kingsley.

Marineau, R. (1989) *Jacob Levi Moreno 1889-1974*. London: Routledge.

McCarthy, J. (2001) ' Post-traumatic stress disorder in people with learning disability', *in Advances in Psychiatric Treatment Vol. 7*. Royal College of Psychiatrists.

Mearns, D. and Thorne, B. (2000) *Person-Centred Therapy Today: New Frontiers in Theory and Practice*. London: Sage.

Meekums, B. (2002) *Dance Movement Therapy*. London: Sage.

Meldrum, B. (1994) ' Evaluation and assessment in dramatherapy ', in S. Jennings, A. Cattanach, S. Mitchell, A. Chesner and B. Meldrnm (eds), *The Handbook of Dramatherapy*. London: Routledge.

Milne, A. A. (1986) *The Complete Winnie-the-Pooh*. London: W. H. Smith & Son.

Mitchell, S. (1992) ' Therapeutic theatre: a para-theatrical model of dramatherapy', in S. Jennings (ed.), *Dramatherapy Theory and Practice 2*. London: Routledge.

Mitchell, S. (1994) ' The theatre of self expression: a "therapeutic theatre" model of dramatherapy ', in S. Jennings, A. Cattanach, S. Mitchell, A. Chesner and B. Meldrum (eds), *The Handbook of Dramatherapy*. London: Routledge.

Moreno, J.L. (1977) *Psychodrama: Volume 1*. Beacon, NY: Beacon House.

Muss, D. (1991) *The Trauma Trap*. London: Doubleday.

Napaljarri, P. and Cataldi, L. (eds) (1994) *Yimikirli: Walpiri Dreamings and Histories*. San Francisco, CA: Harper Collins.

Newnes, C., Holmes, G. and Dunn, C. (1999) *This is Madness: A Critical Look at Psychiatry and the Future of Mental Health Services*. Ross-on-Wye: PCCS Books.

Newnes, C., Holmes, G. and Dunn, C. (2001) *This is Madness Too: Critical*

Perspectives on Mental Health Services. Ross-on-Wye: PCCS Books.

Nichols, M. and Zax, M. (1977) *Catharsis in Psychotherapy.* New York: Gardner Press.

Pearson, J. (1996) *Discovering the Self through Drama and Movement: The Sesame Approach.* London: Jessica Kingsley.

Robertson, I. (1999) *Mind Sculpture.* London: Bantam Press.

Rogers, C.R. (1970) *Encounter Groups.* Harmondsworth: Penguin.

Romme, M. and Escher, S. (1993) *Accepting Voices.* London: MIND Publications.

Roose-Evans, J. (1970) *Experimental Theatre.* London: Routledge.

Sanderson, C. (1990) *Counselling Adult Survivors of Child Sexual Abuse.* London: Jessica Kingsley.

Sargant, W. (1957) *Battle for the Mind.* London: Heinemann.

Shuttleworth, R. (1987) ' A systems approach to dramatherapy ', in S. Jennings (ed.), *Dramatherapy Theory and Practice for Teachers and Clinicians.* London: Croom Helm.

Singh, N.-G.K. (Trans.) (1995) *The Name of My Beloved: Verses of the Sikh Gurus.* San Francisco, CA: Harper Collins.

Slade, P. (1954) *Child Drama.* London: University of London Press.

Slade, P. (1995) *Child Play.* London: Jessica Kingsley.

Stamp, S. (1998) ' Holding on: dramatherapy with offenders ', in J. Thompson (ed.), *Prison Theatre: Perspectives and Practices.* London: Jessica Kingsley.

Stanislavski, C. (1987) *Creating a Role.* London: Metheun.

Styan, J. (1996) *The English Stage.* Cambridge: Canto.

Thompson, J. (ed.) (1998) *Prison Theatre: Perspectives and Practices.* London: Jessica Kingsley.

Tuckman, B.W. (1965) ' Developmental sequence in small groups ', *Psychological Bulletin*, 63: 384-99.

Watts, P. (1996) ' Working with myth and story ', in J. Pearson (ed.),

Discovering the Self through Drama and Movement: The Sesame Approach. London: Jessica Kingsley.

Who Decides (1997) A Consultation Paper Issued by the Lord Chancellor's Department. London: HMSO.

Wilkins, P. (1993) 'Psychodrama: a vehicle for self-integration?', *Journal of the British Psychodrama Association*, 8 (91): 5-17.

Wilkins, P. (1999) *Psychodrama*. London: Sage.

Wilkins, P. (2000) 'Storytelling as research', in B. Humphries (ed.), *Research in Social Care and Social Welfare: Issues and Debates for Practice.* London: Jessica Kingsley.

Williams Saunders, J. (1997) 'Living on the edge: reflections on the addictive and intoxicating nature of working in a women's prison'. Paper presented at the International Association of Forensic Psychotherapy (IAFP) conference London, May.

Williams Saunders, J. (2000) *Life Within Hidden Worlds: Psychotherapy in Prisons*. London: Karnac Books.

Wilshire, B. (1982) *Role Playing and Identity*. Bloomington, IN: Indiana University Press.

Winn, L. (1994) *Post Traumatic Distress Disorder and Dramatherapy*. London: Jessica Kingsley.

Winnicott, D.W. (1971) 'The concept of a healthy individual', in J.D. Sutherland (ed.), *Towards Community Health*. London: Tavistock.

Yardley-Matwiejczuk, K.M. (1997) *Role Play: Theory and Practice*. London: Sage.

Young, B. and Black, D. (1997) 'Bereavement counselling', in D. Black et al. (eds), *Psychological Trauma: A Developmental Approach*. London: Gaskell.

图书在版编目（CIP）数据

戏剧疗法/（英）多洛丝·兰格利
（Dorothy Langley）著；游振声译. —重庆：
重庆大学出版社，2016.6（2023.6重印）
（创造性治疗系列）
书名原文：An Introduction to Dramatherapy
ISBN 978-7-5624-9805-6

Ⅰ.①戏…　Ⅱ.①多…②游…　Ⅲ.①戏剧—工娱疗
法　Ⅳ.①R459.9

中国版本图书馆CIP数据核字（2016）第113687号

戏剧疗法

XIJU LIAOFA

［英］多洛丝·兰格利　　著

游振声　译

鹿鸣心理策划人：王　斌
责任编辑：温亚男
责任校对：关德强
责任印制：赵　晟

重庆大学出版社出版发行
出版人：饶帮华
社址：（401331）重庆市沙坪坝区大学城西路21号
网址：http://www.cqup.com.cn
重庆市国丰印务有限责任公司印刷

开本：890mm×1240mm　1/32　印张：8.25　字数：150千
2016年6月第1版　　2023年6月第4次印刷
ISBN 978-7-5624-9805-6　定价：56.00元

版贸核渝字（2014）第 164 号